KB092864

모르면 나만 고생하는

교통사고
⟩후유증⟨

모르면 나만 고생하는

교통사고
〉후유증〈

1판 1쇄 펴낸 날 2020년 12월 21일

지은이 제강우
펴낸이 나성원
펴낸곳 나비의활주로

책임편집 권영선
디자인 design BIGWAVE
일러스트 오트밀

주소 서울시 성북구 아리랑로19길 86, 203-505
전화 070-7643-7272
팩스 02-6499-0595
전자우편 butterflyrun@naver.com
출판등록 제2010-000138호
상표등록 제40-1362154호

ISBN 979-11-90865-15-9 13510

눈에 안 보이는 통증, 제대로 알고 확실하게 뿌리 뽑는 노하우

모르면 나만 고생하는
교통사고 후유증

제강우 지음

나비의 활주로

교통사고 후유증,
제때 치료 안 하면 무서운 괴물로 변한다

'실체가 있지만 보이지 않는 것, 흔하지만 관심을 두지 않는 것, 두렵지만 어떻게 해야 할지 모르는 것', 이것이 바로 교통사고 후유증입니다. 많은 이들이 교통사고가 발생한 직후 한의원보다는 정형외과나 신경외과를 먼저 찾습니다. 겉으로는 괜찮아 보이기 때문이지요.

어디에 상처가 난 것도 아니고, 뼈가 부러진 것도 아니면 촌각을 다투는 응급실에서는 환자로 여기지 않습니다. 응급실 한 귀퉁이에서 진찰을 기다리다 통과의례 같은 엑스레이 촬영 후 기계적으로 물리치료만 받고 병원에 누워서 쉽니다. 그러나 의문은 계속됩니다. 바로 '겉보기에는 멀쩡한데 내 몸은 왜 아프지?'라는 생각이 이어지는 것입니다.

'입원한 지 2주가 다 되어가는데 아직도 세수하고 머리 감는 게 불편하네. 언제까지 이렇게 지내야 하지?'

'머리 CT 촬영에서는 문제가 없다는데, 왜 이렇게 어지럽지? 이비인후과에서도 문제가 없다고 하는데, 이제 어디로 가서 치료를 받아야 하지?'

'나는 온몸이 아픈데 가족들은 엄살을 부린다고만 하니 진짜 섭섭하네.'

이런 생각이 끊임없이 이어지게 되지요.

겉으로는 멀쩡해 보이는데 도대체 왜 아픈지, 어떻게 치료를 해야 할지 알 수 없습니다. 자신도 모르는데 남들이 어떻게 알 수 있을까요? 그러다 소위 말하는 '나이롱환자' 취급을 받습니다. 그러나 아픈 것은 사실입니다. 사고 전에는 아무 문제 없다가 컴퓨터 앞에만 앉으면 어깨가 뭉치고, 허리가 뻐근해서 일을 하지 못하기도 합니다.

'교통사고 후 뼈는 멀쩡하다고 하는데 왜 아픈 거지?'

'사지육신은 멀쩡한 것 같은데 두통, 울렁거림, 어지럼증은 어떻게 고쳐야 하지?'

'교통사고 후에 잠도 안 오고, 잠이 들어도 깜짝깜짝 잘 놀라는 건 왜 그런 거지? 이건 어떻게 고쳐야 하지?'

'교통사고 초기 치료는 어떻게 해야 가장 효과적일까?'

'시간이 지나도 풀리지 않는 통증, 무엇이 문제이고 어떻게 풀어야 하지?'

교통사고 이후의 실체가 없는 통증에 대한 본격적인 연구는 역사가 그리 길지 않습니다. 그러나 통증은 존재합니다. 이 책에서는 '실체가 보이지 않는 교통사고 후유증'의 대표적인 궁금증을 풀어드리는 동시에 교통사고 후유증에 대한 해법을 정리해드리려고 합니다.

운전을 하건 안 하건 교통사고는 얼마든지 일어날 수 있고, 이 때문에 아플 수 있습니다. 자의든 타의든 누구에게나 일어날 수 있는 교통사고 후유증, 이제 혼자 끙끙대지 말고 이 책으로 속 시원히 해결하시길 바랍니다.

제강우

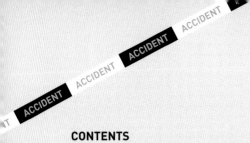

CONTENTS

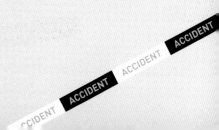

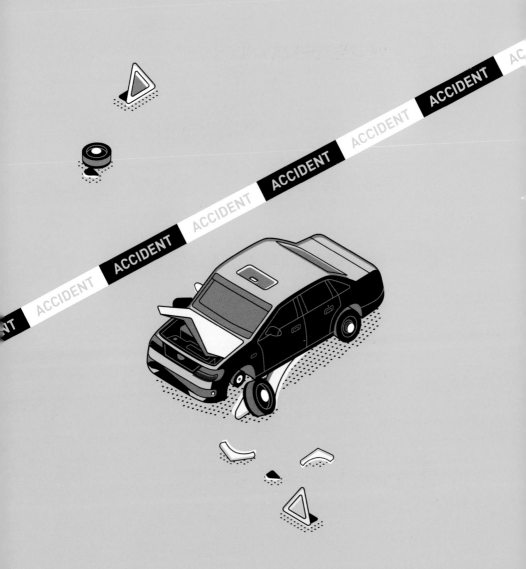

겉으로는 멀쩡한 것 같지만
아픈 이유

교통사고 후 통증 부위의 안정 및 적극적인 치료에

관심을 가져야 합니다. 그래야 교통사고 후 수개월

이 지나도록 왜 아픈지 모르는 상황을 피할 수 있습

니다. 작은 병을 큰 병으로 만들지 않기 위해서는 초

기의 적절한 치료가 굉장히 중요합니다.

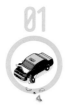

01

교통사고 후유증,
무시했다가 병을 키운다

건강할 때 건강을 지키는 것은 실로 대단한 결단이 필요하다.
- 제러미 벤덤

"몇 달 전 교통사고 후유증 치료를 하신 것으로 아는데 오늘은
무슨 일로 오셨나요?"

"그러게 또 사고가 났어요. 이번에는 혼자가 아니라 이렇게 둘 다 치
료해야 합니다."

20대 후반의 한 커플이 한의원을 찾았습니다. 남성분은 2~3개월 전
우리 한의원에서 교통사고 후유증을 치료한 적이 있는 분이었습니다.

한창 신혼살림을 알아보기 위해 바쁘게 다니던 중 불법 유턴을 하는 차
량에 측면추돌 사고를 당한 것이었습니다. 사고 후 충격도 있었지만 갑자
기 접근하는 차량에 놀라 급브레이크를 밟다가 발목 안쪽에 통증이 생겨
내원을 한 것이었습니다. 또 발목이 불편하여 한쪽으로만 걷다 보니 반대
쪽 고관절(골반과 대퇴골을 잇는 관절)과 허리의 불편함도 있었습니다.

"그전에 교통사고가 났을 때 별일 아니라고 생각해 치료를 미루다 계속 아프고 힘들었던 기억이 있어서 이번에는 바로 왔습니다. 결혼 준비도 해야 하고 신혼여행도 가야 하는데 장거리 비행이 힘들까 봐 걱정입니다."

첫 사고는 6개월 전에 일어났는데 신호 대기 중 후방추돌을 당한 것이었습니다. 가만히 서 있다가 뒤에서 박는 차를 피할 수 없었던 것이었지요. 이 환자분은 목과 허리가 뻣뻣하여 다음 날 바로 큰 병원에 가보았지만 엑스레이를 찍어도 별 이상이 없고, 상처나 멍도 없다 보니 대수롭지 않게 생각했습니다. 이후 정형외과에 가서 물리치료만 몇 번 받았는데 일주일 정도 지나니 서서히 허리가 뻐근해져왔습니다. 다시 병원에 가보았지만 특별한 해답을 찾지 못했습니다. 그렇게 어영부영 시간을 보내다 3개월이 지나 우연히 제가 진료하는 한의원을 찾았던 것입니다.

처음 진료했을 때의 주된 증상은 요통이었습니다. 그냥저냥 일상생활을 하기는 괜찮았지만, 조금만 무리한다 싶으면 허리 전체가 뻐근하다고 했습니다. 10분 정도만 운전을 하거나 사무실에 앉아 있어도 그런 증상이 나타난다고 했습니다. 다행히 허리에서부터 연결된 엉덩이나 다리 쪽의 저림, 당김은 동반하지 않았고 발가락의 힘도 괜찮은 편이었습니다.

교통사고 후 인대, 근육 손상만 있는 염좌의 치료 기간은 2~3주 정도입니다. 만약 추간판탈출증으로 진단이 되면 치료 기간이 재활치료를 포함하여 4주 이상 소요될 수 있으나 이는 의심되지 않았습니다. 소위 '디스크'라고 잘 알려진 추간판탈출증은 척추 뼈 사이에 존재하는 추간판이 손상을 입으면서 추간판 내부의 젤리 같은 수액이 빠져나와 척추신경을 압박함으로써 여러 신경학적 이상 증상을 유발하는 질환입니다.

검사를 해도 문제가 없다 하고, 눈에 보이는 상처도 없으니 남들은 꾀병을 부린다고 오해하기 쉬운 상황이었습니다. 교통사고 후 관리, 치료가 적절하게 이루어지지 못해 통증이 생긴 것이었습니다.

교통사고를 당하면 대부분 엑스레이부터 찍어봅니다. 그런데 외상이 없다면 흔히 이런 말을 듣게 됩니다.

"뼈에는 이상이 없습니다. 물리치료만 하러 오세요."

병원에서는 이상이 없다고 하지만 통증은 느껴지니 물리치료만 여러 번 받습니다. 입원까지 할 마음의 여유는 없고, 일은 해야 하니 물리치료도 꾸준히 받지 못한 채 일상생활을 합니다. 앞으로 생활을 어떻게 해야 빨리 완쾌될 수 있는지, 사고 후 관리는 어떻게 해야 좋은지도 모른 채 그냥저냥 지냅니다. 그러다가 몇 주 지나고부터 뭔지 모르게 불편함을 느낍니다. 예전에는 없었던 증상들이 생기는 것이지요.

30분 걸리는 출퇴근 시간에도 불편함이 생깁니다. 10분 정도만 운전을 해도 허리가 뻐근하고 목이나 어깨가 무거워집니다. 그러다 보니 운전하는 게 힘겹기만 합니다. 직장에서도 하루 종일 컴퓨터 앞에 앉아 있어야 하는데 10분도 앉아 있기가 힘이 듭니다. 10분 정도 지나면 허리가 뻐근해지고 목, 어깨는 묵직해져 점점 힘겨워지기 때문이지요. 이처럼 외상이 없어도 교통사고 당시의 충격은 온전히 우리 몸으로 전달됩니다. 골절에는 문제가 없어도 우리 몸이 충격을 받았기 때문입니다. 특히 척추 주변의 깊은 근육에 충격이 전달됩니다.

피부에 상처가 나거나 피부 표면의 얕은 근육에 충격이 가해지면 우리 몸은 즉시 불편함을 느낍니다. 그러나 심부근육통(깊은 근육통)은 다른 느낌입니다. 뭔지 모를 뻐근한 통증이 찾아들고 어디가 아픈지 명확히 짚어내지 못하는 양상을 보입니다. 감기몸살 기운이 있는 것 같기도 합니다. 감기에 걸리기 전의 뻐근한 느낌과 비슷합니다. 이런 특징을 가지는 것이 심부근육통입니다.

심부근육통은 사고 충격과 통증에 시간차가 발생하기도 합니다. 교통사고 이후 충분히 휴식을 취하면서 조리해야 하는 이유가 여기에 있습니다. 뻐근한 통증이 나타나는 증상은 교통사고 후 제대로 된 관리와 치료가 이어지지 않아서 생긴 것입니다.

이 환자분의 경우 3개월 전 단순히 물리치료만 반복하던 치료에서 벗어나 심부근육통을 목표로 치료를 했습니다. 우선 생활 관리 면에서 수정이 필요했습니다. 긴 시간 지속되는 척추기립근(가장긴근, 가시근, 엉덩갈비근 등 척추를 굽히고 펴는 움직임에 관여하는 근육들)의 긴장이 심부근육통 치료에 방해가 되기 때문에 오랜 시간 앉지 말고 자주 일어날 것을 당부했습니다. 또한 운동 방식도 수정했습니다. 걷고, 뛰고, 헬스클럽에 가서 하는 운동은 멈추고 허리 깊은 근육을 강화시킬 수 있는 정적인 운동을 하도록 바꿨습니다.

보통 '운동을 한다'고 하면 헬스장에서 운동하는 것을 생각하는데, 근육의 볼륨을 키우는 헬스장의 운동과 아픈 환자의 재활운동은 다릅니다(재활운동에 관해서는 뒤에서 더 자세히 설명하도록 하겠습니다). 자기가 원래 할 수 있는 운동량을 100이라고 하면 헬스장에서는 근육을 키우기 위해

120 정도의 힘을 쓰면서 짧은 시간 동안 부하(무게)를 거는 것입니다. 하지만 재활운동은 따지고 보면 심부근육 운동이지요. 교통사고 후 겉근육은 초기에 조금만 움직여도 아픈 것이었고, 지금은 이제 움직일 만해서 허리가 뜨끔한 증상은 없는데 속근육이 안 풀린 것이지요.

심부근육 운동은 허리 주변의 힘이 돌아오게 하는 것이 목표이므로 70 정도의 힘을 주면서 부하를 거는 시간을 더 길게 합니다. 최소 15초 이상 힘을 주면서 이 상태를 유지합니다. 이 운동은 부위에 따라 다릅니다. 목 주변의 심부근육 운동도 있고, 허리의 심부근육, 어깨의 심부근육 운동도 있지요.

이때는 탄력밴드를 씁니다. 탄력밴드를 목뒤에 걸고 정면을 바라보면서 앞으로 잡아당깁니다. 목은 지탱하고요. 허리 운동도 같은 원리입니다. 역기를 드는 것처럼 스쿼트 자세로 탄력밴드를 밟고 일어나는 동작을 합니다. 금방 일어나지 말고 힘을 유지하면서 일어나는 것이지요.

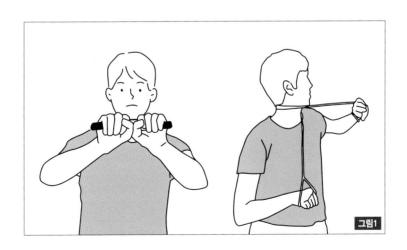

그림1

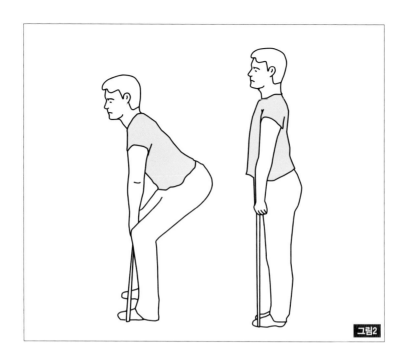

그림2

어깨도 비슷합니다. 견갑골 뒤의 날개뼈에 탄력밴드를 걸고 죽 잡아 당깁니다. 이런 게 심부근육 운동이면서 재활운동이지요. 여기서 포인트는 운동 후에 더 아프면 안 됩니다. 통증 없는 범위 안에서 부하를 걸어야 하는 것이지요. 횟수는 중요하지 않습니다. 자세가 중요합니다. 자세가 무너지지 않아야 의미가 있습니다. 시간도 중요합니다. 우리가 흔히 하는 스트레칭처럼 '하나 둘, 하나 둘'의 리듬이 아니라 자세를 만들어주고 10~15초 유지하는 시간이 확보되어야 합니다. 근육의 버티는 힘을 길러주는 운동이기 때문입니다.

앞의 환자분은 계속 과긴장된 근막(근육의 제일 겉표면)을 풀면서 2차적

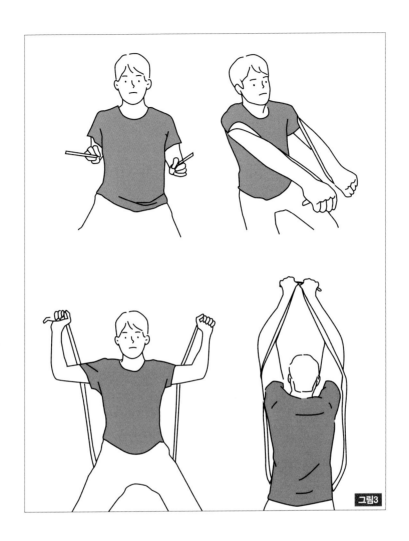

그림3

으로 생긴 부정렬(정상적인 범위에서 벗어난 불균형)을 교정했습니다. 이것
은 근막이라고 하는 신체 조직에 대한 이해가 있어야 합니다. 이 부분에
대해서는 뒤에서 자세히 설명하겠습니다.

이렇듯 생활 교정, 운동의 변화, 조금 더 세분화된 목표를 가진 치료 과정을 거친 후 환자분은 통증 없이 앉아 있는 시간이 점진적으로 늘어 났습니다. 10분에서 30분, 그리고 한 시간, 두 시간 이렇게 말이지요. 더불어 근무 후 나타나던 목과 어깨의 결림, 허리의 뻐근함이 없어졌습니다. 그렇게 치료를 마무리했습니다. 치료를 종결하면서 그분은 이렇게 말씀하였지요.

"진작 이런 치료 방법을 알았더라면 그렇게 생고생하지 않았을 텐데요."

교통사고는 피할 수 없어도 교통사고 후유증 치료는 제대로 해야 합니다.

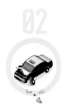

02

엑스레이에는 절대
나타나지 않는 통증

건강은 가장 가치 있다. 그것은 돈보다 더 귀중하다.
- 러시아 속담

"지난 주말에 가족들이랑 놀러 가다가 고속도로에서 교통사고가 났습니다. 차가 밀리는 상황에서 뒤의 차가 급정거를 하면서 우리 차를 박은 것이었습니다. 근처 정형외과에 가서 엑스레이를 찍어보았는데 뼈에는 이상이 없다고 했습니다. 그래서 별일 없겠거니 하고 여행을 다녀와 월요일에 출근을 했는데 오후쯤 되니 목과 어깨가 무겁고 허리가 뻐근해지기 시작했습니다."

매일같이 새로운 교통사고 환자들이 저를 찾아오는데 골절이 아니라고 안심하기에는 이릅니다. 염좌와 골절은 다릅니다. 염좌는 염좌 그 자체로 바라보아야 합니다. 관절을 지지해주는 인대 혹은 근육이 외부 충격 등에 의해 늘어나거나 일부 찢어지는 것을 일반적으로 '염좌'라고 합니다. 인대나 근육의 일부가 아닌 전체가 끊어지는 경우는

'파열'이라고 말합니다.

우리 몸의 관절에는 뼈, 인대, 근육이 있습니다. 외부 충격에 의해 뼈가 부러지거나 금이 가는 경우도 있지만 인대, 근육이 다치는 경우도 있습니다. 인대, 근육 같은 연부조직(딱딱한 뼈에 비해 부드러운 조직)이 다치는 것을 염좌라고 합니다. 염좌는 손상 정도에 따라 3도 손상으로 나뉩니다. 몇 가닥의 근섬유와 섬유질만 다친 것을 1도 손상, 부분적으로 인대가 파열되고 상당수의 근섬유가 파열된 것을 2도 손상, 완전하게 파열된 손상을 3도 손상, 즉 파열이라고 합니다.

흔히 이야기하는 '담 걸렸다' 혹은 '삐끗했다'고 하는 염좌는 1도 손상혹은 2도 손상입니다. 1, 2도 손상은 일상에서 흔히 발생할 수 있고 수술혹은 거창한 깁스 같은 것을 하지 않아 대수롭지 않게 생각하는 경우가많습니다. 예를 들어 발목 염좌가 흔한데요, 넘어지면서 발목을 순간적

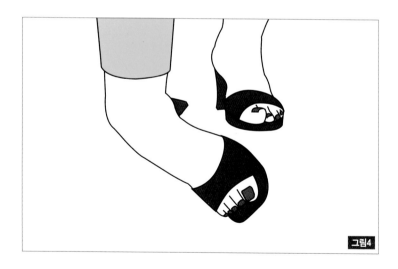

그림4

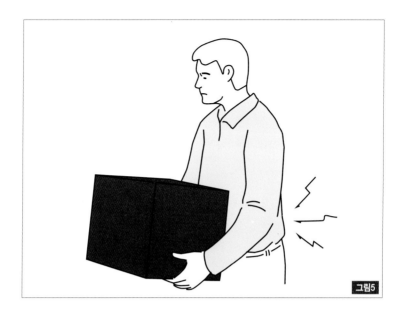

그림5

으로 안으로 접질리게 되면 발목을 지지하는 바깥쪽의 인대가 늘어나거
나 찢어지게 되는 것이지요.

요추 염좌도 흔히 일어납니다. 무거운 물건을 갑자기 들 때 허리에서
'뚝' 하는 소리가 나는 듯하다가 이후 굽히지도 펴지도 못하고 돌아보기
도 힘들어지는 경우입니다. 교통사고로 인한 경추 염좌도 있습니다. 일
명 '편타 손상'이라고 합니다. 골절이 아닌 교통사고 후유증은 대부분 편
타 손상이지요. 역시 갑작스러운 과도한 충격에 의해 목이 젖혀지면서
목 주변의 인대나 근육이 손상된 것입니다.

염좌의 증상은 해당 부위가 붓고(부종), 빨개지고(발적), 통증이 생기
며, 해당 조직을 누르면 더 아프고(압통), 피부 안쪽의 출혈로 멍이 들기
도 합니다. 이 증상 중 몇 가지는 나타나기도 하고 나타나지 않을 수도

있습니다. 그러면 해당 관절이 경직되면서 운동성이 감소하고 무게를 지탱하는 능력이 줄어듭니다. 따라서 염좌를 진찰할 때에는 손상 부위가 부어 있는지, 멍이 있는지 등을 관찰하고 해당 인대, 근육 등의 조직을 눌렀을 때의 압통을 확인합니다. 눌렀을 때 가장 아픈 곳이 주요 손상 부위일 가능성이 높습니다. 따라서 이 부분을 살짝만 늘리는 방향으로 움직여 주면(신전) 통증은 심해지게 됩니다.

염좌를 임상에서 진찰할 때에는 단순 염좌가 아니라 파열이나 골절, 탈골 등의 가능성도 염두에 둡니다. 그래서 병원에서는 해당 부위의 엑스레이 촬영을 합니다. 사실 이는 염좌 자체의 진단을 위해서가 아니라 골절 여부를 확인하기 위함입니다. 더 세심히 인대 등의 기타 조직 손상 정도 및 파열 유무를 파악하기 위해 초음파 검사를 시행하는 경우도 있습니다.

염좌는 염좌대로 치료 및 관리가 필요합니다. 1, 2도 염좌의 치료는 안정이 제일 중요합니다. 다만 3도 손상의 감별은 필요하지요. 일반적으로 1, 2도 손상은 2주 정도 진단이 나오는데 3도 손상은 파열이기 때문에 4주 이상 진단, 그리고 깁스를 하거나 수술을 하거나 추가적인 치료가 필요합니다.

특히 손상된 인대나 근육이 움직이지 않도록 하는 것이 중요합니다. 움직임을 최소화하기 위해 압박붕대나 부목으로 고정하기도 합니다. 흔히 반깁스라는 것을 많이 합니다. 발목 염좌와 같은 손발의 말단 부분에 붓기가 있으면 심장보다 높게 위치하는 것이 좋습니다. 다친 직후에는 그곳의 염증, 부종, 통증을 줄이기 위해 얼음찜질을 시행하고, 이 시기가 지나서 붓기가 빠지면 그 부분의 경직을 막고 혈류순환을 원활하게 하기 위해 온찜질로 바꿔주는 것이 좋습니다.

손상 직후 1주 이내에 양방 의료기관에서는 소염진통제를 사용하기도 합니다. 한방 의료기관에서는 물리치료, 침치료, 추나요법, 한약 등의 치료를 병행할 수 있습니다. 골절이나 파열이 아닌 염좌의 진단 주수는 보통 2~3주 정도입니다. 따라서 대부분 1~2개월 정도 후 상태가 좋아집니다. 그러나 만약 제대로 치료하지 않으면 그 기간이 지나도 근육의 만성통증, 불안정, 붓기 등이 지속될 수 있습니다.

그렇다면 교통사고 이후 으레 찍는 엑스레이 검사에 대해 생각해봅시다. 염좌가 발생했을 시 뼈의 골절 유무를 판단하기 위해 엑스레이를 찍는 것이지, 그 자체가 염좌를 진단하는 것은 아닙니다. 골절을 진단해 염좌와 달리 진단 주수를 더 길게 보고, 염좌 시에 취할 수도 있는 압박붕대나 반깁스에서 더 나아가 고정을 하는 깁스를 해야 하는지를 판단하기 위한 것입니다. 초음파 검사도 그렇습니다. 인대 파열 등의 손상이 심하면 염좌 치료나 안정과 관리 외에 기타 수술적인 요법이 필요한지를 판단하기 위한 것입니다.

골절이 아니라면 불행 중 다행입니다. 뼈의 골절, 인대와 근육의 파열보다는 염좌의 진단 주수가 적습니다. 상대적으로 손상이 적기 때문입니다. 하지만 해부학적으로 골절이나 파열에 비해 손상이 적다는 것이지, 절대적인 손상이 적다는 것은 아닙니다. 혹은 손상 부위가 다른 것으로 해석합니다. 뼈 이외에 근육, 인대 등의 연부조직이 손상된 것이 염좌입니다. 이것이 포인트지요. 뼈 같은 딱딱한 조직이 다친 게 아니라 근육, 인대 같은 연한 조직이 손상된 것입니다.

　골절이 아니라고 병이 아닌 것은 아닙니다. 염좌의 증상, 치료, 관리 또한 중요합니다. 염좌 치료가 충분치 못하면 만성화, 즉 해당 부위의 만성적인 통증 반복, 불안정, 약화가 진행됩니다. 따라서 교통사고 후 통증 부위의 안정 및 적극적인 치료에 관심을 가져야 합니다. 그래야 교통사고 후 수개월이 지나도록 왜 아픈지 모르는 상황을 피할 수 있습니다. 작은 병을 큰 병으로 만들지 않기 위해서는 초기의 적절한 치료가 굉장히 중요합니다.

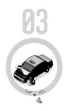

03

눈에 안 보여 더 괴로운
교통사고 후유증

특정한 전염에 의해 발병한 질병을 제외하곤 병의 원인은 일상생활 속에 있다. 그리고 그것은 당신의 생활방식이 잘못되어 있다는 걸 의미한다.
- 후나하시 도시히코

교통사고 이후 병원을 찾는 이유는 무엇일까요? 당연히 통증 때문입니다. 실재적이거나 잠재적인 조직 손상 또는 그러한 손상으로 나타나는 불쾌한 감각적이고 감정적인 경험을 '통증'이라고 정의합니다. 우리가 일상적으로 느끼는 통증이지만 이렇게 정의하니까 조금 딱딱하고 어렵게 느껴지시지요?

교통사고 후의 상처, 멍, 골절 등은 눈에 보입니다. 실재적인 조직 손상이기 때문입니다. 근육, 인대의 염좌 등은 엑스레이상에서는 보이지 않지만 잠재적인 조직 손상입니다. 그로 인해 생기는 불편한 감각 혹은 감정을 통틀어 통증이라고 합니다. 통증의 정의에 나타나 있듯이 통증 치료는 상처 치료를 목표로 하지만, 당사자가 느끼는 감각이나 감정에 대한 접근까지도 포함합니다.

환자가 느끼는 통증의 기전(통증의 메커니즘 혹은 통증의 작용 원리)에 대해 살펴보겠습니다. 예를 들어 교통사고를 당해 무릎에 충격이 왔다면 무릎에 뻗어 있는 말초신경 끝의 통각수용기(통증을 몸에서 받아들이는 구조물)가 활성화되어 통증이라는 정보가 말초신경을 따라 척수로 이동하게 됩니다. 그리고 그 정보가 뇌의 감각신경 중추로 전달되어 통증을 인식하게 됩니다. 다시 말해 우리 몸에 충격이 오면 그 감각을 받아들여 뇌에서 아픈 것을 느낍니다. 아프다고 느끼면 내 몸을 보호하기 위한 대응을 합니다. 손이 뜨거운 물에 닿으면 "앗, 뜨거워!"라는 식으로 반응을 하지요.

뜨겁다는 것을 못 느끼면 우리 손은 더 쉽게 화상을 입을 수 있습니다. 당뇨병을 오랫동안 앓은 환자는 신경이 제 기능을 못해 발의 감각이 무뎌지게 되지요. 따라서 상처도 잘 나고 그로 인해 발이 썩는 경우가 많습니다. 만일 통증을 잘 느낀다면 상처가 깊어지기 전에 치료를 받을 수 있을 텐데, 통증을 잘 느끼지 못하기 때문에 병이 오히려 커지는 것이지요. 암도 그렇습니다. 암이 무서운 이유는 병의 초기에 통증이 없기 때문입니다. 이런 의미에서 통증은 몸을 보호하기 위해 좋은 작용을 한다고 볼 수 있습니다.

통증에는 조직 손상이라는 눈에 보이는 요소 외에 다른 요소도 존재합니다. 바로 손상으로 인해 불쾌한 감각과 감정이 나타나는 것입니다. 불편하다는 느낌에는 개인차가 존재합니다. 사우나에서 따뜻한 물에 들어갈 때에도 피부가 야들야들한 아이는 "앗, 뜨거워"라고 하지만 어르신들은 "아, 시원하다"라고 말하곤 하지요. 통증 치료의 목표는 조직 손상의 치유를 넘어 불편함을 느끼는 감각 혹은 감정적인 느낌을 치료하는 것까지 포함해야 합니다.

통증에 너무 무뎌도 문제지만, 구체적인 조직 손상은 심하지 않은데 지속적으로 느끼는 불편한 감각도 문제입니다. 그래서 최근 통증, 특히 만성통증에 대한 연구들이 많이 진행되고 있습니다.

30년 넘게 통증 환자들을 성공적으로 치료하면서 TMSTension Myositis Syndrome: 긴장성 근육통 증후군 개념을 정립시켜온 뉴욕의대 존 사노 박사의 《통증혁명》이라는 책이 있습니다. 이 책에서는 큰 병이 없어도 늘 어딘가 아픈 사람들의 원인을 알 수 없는 병, 즉 '심인성 질환'이라고 불리는 통증의 정체를 밝혀내며 통증의 심리적인 요소를 강조합니다.

언젠가 어떤 환자의 디스크탈출증 치료를 했던 적이 있습니다. 그분은 전형적인 디스크탈출 증상을 보였습니다. 조금만 앉아서 사무를 보려고 해도 허리부터 다리로 연결된 선으로 찌릿한 감각과 당김이 있었습니다. MRI 촬영을 해서 디스크가 어느 정도 탈출했는지 확인했는데 아무 문제가 없었습니다. 이분은 최근 사업을 새로 시작해 스트레스가 상당해 몸이 예민해진 상태였습니다. 몸이 예민하니 조직의 손상이 크지 않아도 통증을 몸에서 크게 받아들인 것이었습니다.

하버드의대 신경정신과 아서 바스키, 에밀리 딘스의 《통증으로부터의 해방》이라는 책에서는 하버드의대의 6주 통증 클리닉을 소개합니다. 그곳에서는 통증에 대한 집착이 신체 증상을 더욱 증폭시키기에 인지의 재구성을 통해 사고 패턴을 바꾸도록 하고 있습니다. 교통사고를 당한 후에는 괜히 걱정이 됩니다. '교통사고 후유증은 평생 간다는데 이러다가 나중에 디스크탈출증이 되면 어떻게 하나'에서부터 시작한 불안감들이 통증을 더욱 크게 만드는 것이지요. 이 책에서는 통증에 대한 과도한 반응을 삼가면서 부정적인 감정을 조절할 것을 권합니다.

사고를 당한 것도 억울한데 겉으로는 멀쩡해 보인다고 주변에서 알아주지 않는 통증 때문에 정말 괴로울 수 있습니다. 가장 중요한 것은 통증을 있는 그대로 바라보아야 한다는 사실입니다. 자신이 느끼는 통증을 너무 가볍게 취급해서도 안 되지만 통증에 대한 집착도 옳지 않습니다. 통증을 제대로 인지해야 치료를 할 수 있습니다.

교통사고 후 상처가 없어서 직장에 출근을 했는데 잠시만 앉아 있어도 허리가 뻐근하게 아파온다면 심각하게 받아들여야 합니다. 아무리 보험회사에서 별로 안 다친 것 같다고 나이롱환자 취급을 한다고 해도 말입니다.

통증은 당사자가 느끼는 불편한 감각, 감정입니다. 감각, 감정이기에 개인차가 존재할 수밖에 없습니다. 어디를 얼마만큼 다치고 어떤 상처가 있는지에 대한 관심도 필요하지만, 그 불편함을 공감하고 교통사고 후유증의 불안감을 해소하는 방향으로 치료가 이루어져야 합니다.

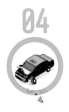

04 교통사고 후유증은 사람마다 차이가 있다

병의 원인을 찾아 치료하는 것보다 병에 걸리지 않도록
사전에 예방하는 것이 좋다.
- 스티븐 코비

교통사고 후유증 환자를 치료하다 보면 가해자와 피해자, 보험
사 간의 분쟁에 관한 이야기를 심심찮게 듣곤 합니다.

"사고를 낸 쪽에서 저보고 엄살이라고 하면서 나이롱환자 취급을 해
요. 겉으로는 멀쩡해 보이는데 제가 병원에서 치료하는 게 이해가 안 된
다면서 마디모라는 것을 경찰에 의뢰했다고 하네요. 저는 계속 허리가
뻐근하게 아파서 치료 중인데 정말 억울해요."

'마디모MADYMO: MAthematical DYnamic MOdels'는 교통사고가 난 자동차에 탄
사람과 보행자의 이동을 3차원으로 시뮬레이션하여 교통사고 원인 등
을 분석하는 프로그램이라고 합니다. 즉, 가상의 수학적, 역학적 모델
을 만들어 충격량을 물리적, 수학적 수식을 통해 계산하는 것입니다. 마
네킹 같은 모델을 만들어 '이 방향에서 어느 정도 속도로 왔으니 이 정도

충격을 받았겠다'는 식으로 계산하는 것이지요. 이는 네덜란드 응용과학연구기구에서 개발하여 국내에는 2009년에 도입되었습니다. 가해자가 경찰에 신청하면 경찰이 다시 국립과학수사연구원에 의뢰해 결과를 받을 수 있다고 합니다.

원래 이 프로그램은 경미한 교통사고 시 허위나 과다 치료 및 입원, 보험사기 등을 구별하기 위해 개발되었습니다. 이를 통해 사고 충격과 상해 간의 인과관계는 어느 정도 분석할 수 있습니다. 그러나 사고 후유증 정도는 정확히 판별할 수 없는 한계가 있습니다.

이 환자분은 교통사고 후 뻐근한 허리 통증으로 치료를 받았는데 가해자는 자기 몸이 아니다 보니 그 통증에 대해서는 잘 몰랐던 것 같습니다. 가해자 입장에서는 큰 사고가 아닌데 피해자가 교통사고 후유증 치료를 하는 것이 마땅찮아서 마디모 프로그램이라는 것을 경찰을 통해 의뢰했고, 그 결과가 '국립과학수사연구원'이라는 이름도 거창한 곳에서 나오니 피해자에게 빨리 합의를 하라고 으름장을 놓은 상태였습니다. 피해자 입장에서는 적반하장도 유분수였지요. 진짜 아프니까 아까운 시간을 들여가면서 병원 치료를 받는 중인데 가해자가 나이롱환자 취급을 하니 더욱 마음이 상했습니다.

마디모 프로그램에 대한 방송도 있었습니다. 1톤 트럭이 보조석에 탄 할머니를 추돌한 사고를 마디모 프로그램으로 분석해보았습니다. 결과는 '통증이 상해와 관련 없음'으로 나왔습니다. 교통사고 후유증 치료를 받던 할머니는 졸지에 기존의 치료비도 돌려주고 이후 본인 부담으로 치료를 해야 했습니다. 억울했던 그 할머니는 보험회사와 가해자 측에

민사 소송을 제기했습니다. 결과는 어떻게 되었을까요? 법원의 판결 내용은 정반대로 나왔습니다. 마디모 프로그램은 단순히 프로그램에 의존해 기타 상황들을 무시하고 측정한 것이므로 신체의 후유증 정도를 판단하기에는 부적합하다는 것이었습니다.

한때 보험회사에서 유행처럼 '마디모 프로그램이라는 획기적인 프로그램이 나왔으니 손해율을 줄일 것'이라고 기대했는데 결과는 그렇지 못했습니다. 교통사고 후유증에 대해 온전히 평가하기에는 오류가 많았던 것이지요.

사람은 살아 있는 생물입니다. 그런데 마디모 프로그램에서는 마네킹을 앉혀놓고 사고 상황을 재현하며 그 물체에 어느 정도의 충격이 왔는지를 봅니다. 그저 수학적인 역학을 분석하는 것뿐입니다.

연휴에 온 가족이 모여 여행을 가다가 교통사고가 난 사례가 있습니다. 이때 통증의 정도가 모두 똑같지는 않았겠지요? 원래 건강체인 우락부락한 고모부는 하루 자고 나더니 괜찮아졌다고 출근을 했는데, 마른 체형의 고모는 며칠간 몸살 걸린 환자처럼 끙끙 앓았습니다. 척추 주변의 근육이 많고 적음에 따라 충격의 흡수량은 모두 다르기 때문입니다.

평소 무릎이 안 좋던 할머니는 어디 부딪힌 것도 아닌데 무릎이 시큰거린다고 했습니다. 허리 수술을 한 지 3년이 지난 삼촌은 허리 병이 도진 건지 다리가 저리고 당겼습니다. 세 살 난 막내 손자는 낮에는 잘 노는 것 같다가 밤만 되면 자다 말고 깜짝깜짝 놀랐습니다. 평소 소화불량이 자주 있던 막내고모는 사고 이후 갑자기 속이 울렁거려 밥을 잘 못 먹었습니다.

같은 교통사고를 당했어도 이렇듯 온 가족의 주된 증상이 다르고, 통증 정도도 다릅니다. 물론 교통사고 후유증 치료 기간도 달라질 수밖에 없습니다. 그래서 교통사고 이후의 합의도 뭉뚱그려 하나의 사건으로 보지 않습니다. 차 수리 같은 대물과 달리 사람들의 대인사고 처리는 한 사람, 한 사람 제각각 합의하도록 되어 있습니다.

사고 상황에서 피해자가 운전석에 있었느냐 보조석에 있었느냐, 어느 열에 있었느냐, 바로 앉아 있었느냐, 뒤를 돌아보고 누구랑 이야기를 하고 있었느냐, 혹은 전방추돌이냐 측면추돌이냐 후방추돌이냐에 따라 손상 여부는 제각각 다르고, 그 사람의 특징에 따라 후유증이 다르게 나타날 수 있습니다. 피해자가 어떤 체격을 가지고 있으며 키가 어느 정도이고, 몸무게가 얼마이냐, 남성이냐 여성이냐, 아이냐 어른이냐 혹은 노인이냐에 따라서도 다르며, 기왕력(예전의 병력)에 따라서도 차이가 있습니다. 혹은 거북목이냐 일자목이냐, 굽은등이냐 일자허리냐에 따라서도 후유증 치료 기간이 상이하게 나타납니다. 실제 부부가 같이 사고가 난 경우에도 치료 종결 시점이 같지 않습니다. 기본적으로 그 사람이 가지고 있는 특징에 따라 차이가 나고, 주로 어떤 동작을 많이 하느냐에 따라 다르기도 합니다.

앞에서도 말씀드렸듯이 마디모 프로그램으로 시뮬레이션을 해서 '통증이 상해와 관련성이 없음'으로 결과가 나와도 민사 소송까지 가면 정반대의 결과로 나오는 경우가 많습니다. 그보다는 치료하고 있는 의사의 진단서가 우선시됩니다. 충격 당시의 역학을 수학적으로 계산하는 것으로는 피해 당사자의 후유증 정도를 판단하는 데 한계가 있는 것이지요. 그보다는 직접 진찰하고 치료하는 담당의사의 의학적 소견을 더 신뢰할 수 있는 것입니다.

사람의 통증은 오묘하고 복잡합니다. 사람에게 가해진 충격이 어느 정도의 통증을 유발하는지는 물리학적으로 측정하기 어렵습니다. 따라서 그 사람 자체를 분석하고 돌보면서 교통사고 후유증을 치료하는 것이 당연합니다.

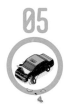

05

교통사고 후유증을 유발하는 주범, 근육 손상

우리의 건강은 결국 우리의 몸 안에 어떤 것을 넣느냐에 달려 있다.
- 몽테뉴

"교통사고가 나자마자 병원 응급실에 가서 엑스레이를 찍었는데 아무 이상이 없다고 했어요. 그런데 하루 자고 일어나니 온몸이 몸살 걸린 것처럼 아파요. 겉으로는 멀쩡해 보이는데 왜 아픈 것이지요?"

교통사고 후유증 환자를 진료하면서 제일 많이 듣는 질문입니다. 엑스레이상에서도 아무 문제가 없고, 상처 하나 나지 않았고, 멍도 하나 없는데 몸이 아프니 자신조차 왜 아픈지 이해가 안 됩니다.

우리는 보이는 것 위주로 생각하는 경향이 있습니다. 아프다는 것을 보이는 것 위주로 생각하다 보니 뼈가 부러졌다거나, 멍이 들었다거나, 피부에 상처가 생긴 것 위주로 통증을 이해하려 합니다. 겉모양의 손상을 보려고 하지요. 물론 겉모양의 상처도 중요한 부분입니다. 그러나 보이지 않는 속을 바라보아야 합니다. 겉모양도 중요하지만 이면도 바라보아야 합니다.

교통사고 후 겉은 멀쩡한데 온몸이 몸살 걸린 것처럼 뻐근하게 아픈 원인은 대개 '근육'에 있습니다. 속근육의 긴장, 그리고 근육의 겉을 감싸고 있는 근막의 긴장 때문에 통증이 발생합니다.

교통사고 후의 뻐근한 통증을 '몸살 걸린 것 같다'고 표현하는 경우가 많습니다. 예를 들어 하루 종일 추운 곳에서 벌벌 떨면 저녁때쯤 온몸이 뻐근합니다. 어디가 아픈지 구체적으로 짚어내지는 못하지만 피곤하고 온몸이 무겁습니다. 추위로 인해 하루 종일 몸이 긴장 상태가 되었기 때문입니다. 그와 유사한 통증이 교통사고 후 나타나기에 '몸살 걸린 것 같다'고 표현하는 것입니다.

겉의 상처로 느끼는 통증과 속근육의 긴장으로 인한 통증은 조금 다릅니다. 찰과상 같은 경우 아리고 쓰린 듯한 통증을 직관적으로 느낄 수 있는 반면, 속근육의 긴장에 의한 통증은 뻐근함으로 나타납니다. 겉의 상처는 손상 부위가 깊지 않기에 통증 부위를 바로 느낍니다. 그에 비해 속근육의 긴장으로 인한 통증은 깊은 곳의 통증이기에 통증 부위를 구체적으로 짚어내기가 힘들고 왠지 모를 통증을 느낍니다.

교통사고 후에는 뼈의 골절 혹은 내부 장기 및 신경의 손상이 있었는지도 자세히 살펴보아야 하지만, 교통사고 후유증은 많은 경우 근육의 문제 때문에 통증이 생깁니다. 근육으로 인한 통증을 이해하기 위해서는 먼저 '근육에 대한 이해'가 필요합니다.

우리는 매일 근육을 움직입니다. 몸을 굽혔다 폈다 하는 동작은 근육을 통해 이루어집니다. 근육이 늘어났다가(이완) 짧아지는(수축) 길이의 변화로 인해 동작이 이루어지는 것이지요. 그런데 사고라는 것을 당하면 염좌가 발생합니다.

아무런 준비가 안 된 상태에서 갑작스럽게 외부의 충격이 가해지면 인대나 근육이 늘어나거나 찢어지게 됩니다. 그에 대한 반작용으로 해당 부위의 근육은 갑자기 긴장이 일어납니다. 긴장이 일어나면서 움직임이 힘들어지고 무게를 지탱하는 힘이 줄어듭니다. 그러면서 뻐근한 통증이 나타납니다.

근육의 긴장이 일어나면 움직이기가 힘들어집니다. 원래 근육이 늘어났다 짧아졌다 하는 길이의 변화로 동작이 이루어지는데 긴장이 일어나면 길이의 변화가 원활하게 이루어지지 않습니다. 화분을 들다가 허리가 뜨끔한 경우에도 겉으로는 멀쩡해 보이지만 허리를 펴거나 굽히기가 힘이 듭니다. 갑자기 허리를 움직이기가 힘들어집니다. 허리에 상처가 생긴 것은 아니지만 통증은 느껴집니다. 더불어 근육이 긴장되면 무게를 지탱하는 힘도 줄어듭니다. 이런 근육의 움직임이 제한되는 것이 교통사고 후유증입니다.

우리는 느끼지 못하지만 종일 목을 지지하고 허리를 지탱하는 근육이 있습니다. 건강할 때에는 온전히 중력에 반해 목을 지지하고 허리를 버티도록 속근육이 잡아주고 있습니다. 그러나 교통사고로 근육의 경직, 긴장이 일어나면 근육은 무게를 지탱하는 힘을 일부 잃습니다. 사고 전에는 출퇴근길에 30분씩 운전을 해도 힘들지 않았지만 사고 이후에는 10분도 앉아 있기가 힘이 듭니다. 세수를 할 때 허리를 구부리기도 힘이 듭니다. 목이 불편해 자기도 모르게 뒷목을 손으로 잡기도 합니다. 모두 척추 주변의 근육이 다쳤기에 나타나는 증상들입니다. 척추 주변 자세 유지근의 약화로 인해 뻐근함을 느끼는 것입니다. 교통사고 후유증 치료의 핵심은 척추 주변의 자세유지근, 속근육의 경직까지 온전히 풀어야 한다는 것입니다.

교통사고 후 아픈 원인은 속근육의 기능적인 이상 말고도 더 있습니다. 속뿐만 아니라 겉에도 문제가 생깁니다. 바로 '근막경선'에 문제가 생기는 것입니다. 근막은 근육을 감싸고 있는 제일 겉의 막입니다. 그 근막이 쭉 연결되어 있어서 근막경선이라고 합니다.

정통적인 해부학에서는 우리 몸을 나눠서 분석합니다. 뼈도 각각 나누고, 근육도 나누지요. 근육을 칼로 도려낸 것처럼 나눠서 어디에서부터 시작해 어디에서 끝나고, 어떤 작용을 하는지 분석합니다. 이런 분석적 사고로 현대의 서양의학이 발전을 거듭하기는 했지만 한계도 조금 보입니다.

정통적인 해부학에서는 신체를 유기적으로 해석하지 못합니다. 그래서 나온 새로운 의학의 조류가 '생체역학'입니다. 인체를 하나하나 분리되어 있는 존재가 아닌 유기적으로 연결된 존재로 보는 것이지요. 그런 관점에서 교통사고 후유증을 바라봅니다. 외부에서 충격이 가해지면 뼈와 같은 딱딱한 조직도 충격을 받지만 먼저 피부 표면, 근육의 제일 바깥인 근막이 손상을 입습니다. 딱딱하지 않은 조직이라 '물렁조직' 혹은 '연부조직'이라고 합니다.

연부조직에서 우리 몸이 제일 먼저 충격을 흡수합니다. 연부조직에 해당하는 뼈나 관절을 둘러싸고 있는 막, 힘줄, 인대에 충격이 오는 것이지요. 그중에서도 근육을 둘러싸고 있는 근막에 긴장이 일어납니다. 특히 후방추돌 사고의 경우에는 표면후방선을 치료합니다.

뒤에서 덮치는 차에 충격을 받으면 흔히 뒷목이 뻐근해지면서 허리가 아픈 증상이 나타납니다. 이때 정통적인 해부학 개념에서는 목뒤, 어깨의 후두하근, 상부승모근, 그리고 허리의 요추기립근 문제로 해석하고 제각각 독립적으로 치료합니다. 그런데 근막경선이라는 새로운 시각으로 교통사고 후유증을 치료하면 해결되지 않았던 여러 문제들의 답이 나옵니다.

첫날에는 목이 아팠다가 둘째 날은 허리가 아프고, 셋째 날에는 종아리 뒷쪽이 아픈 것을 어떻게 설명할까요? 근막경선이라는 개념으로 생각하면 설명이 가능합니다.

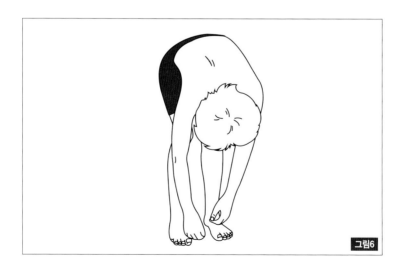

그림6

개개의 근육은 연결되어 있습니다. 여러 근육조직과 이를 감싸고 있는 근막조직이 분리되어 있지 않고 서로 연결되어 있어 충격이 가해지면 근막경선을 따라 그 충격량이 전달됩니다. 교통사고 이후 허리가 뻐근해 잘 굽혀지지 않는 환자의 경우 목 뒷쪽의 근육, 종아리 후면의 근막을 치료하면 허리가 즉시 잘 굽혀지기도 합니다.

외상이 없는 교통사고는 '근막경선의 충격'이라는 개념으로 뭉뚱그려 여러 근육을 같이 치료해야 합니다. 이렇듯 교통사고 후 상처가 없는 통증은 뼈만을 바라보는 관점에서 근육을 중심으로 바라보는 관점으로 바뀌어야 합니다. 근육의 제일 겉표면인 근막의 긴장, 그리고 겉근육이 아닌 속근육의 긴장이라는 관점으로 보아야 교통사고 후 통증을 이해할 수 있습니다.

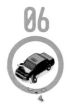

06 기존과 다른 관점의 치료를 해야 한다

건강은 질병이 휴가 중인 상태다.
- 헬무트 발터스

"넉 달 전에 교통사고로 병원에 입원을 했었는데요, 입원 중에 엑스레이까지 찍었는데 문제가 없고 통증도 특별히 많지 않아 2주 진단이 나왔습니다. 직장 문제 때문에 9일 정도 입원 후 퇴원을 하였습니다.

생각보다 통증도 없는데 물리치료만 하고 하루 종일 누워 있는 게 의미가 있을까 싶어 퇴원하겠다고 했더니 담당의사가 그제야 '아, 그래요? 내일모레쯤 MRI를 한번 찍어보려 했는데 알겠습니다'라고 말씀하시더군요. 어쨌든 통증도 거의 없고 해서 MRI까지 찍을 필요가 있겠나 싶어 그날 퇴원을 했습니다.

퇴원 후부터 지금까지 쭉 퇴근길에 물리치료를 받았습니다. 그런데 교통사고 전에는 없던 통증이 퇴원 후부터 생겨서 걱정이 많이 됩니다.

컴퓨터 앞에 오래 앉아 있으면 허리 아래쪽이 아프고, 밤에 허리가 계속 쑤셔서 잠을 못 자거나 자다 깨곤 합니다. 입원 중에는 MRI를 안 찍고 퇴원했는데 지금이라도 찍어야 할까요? 사실 엑스레이상에 아무 문제가 없었는데 MRI에서 문제가 나올까 싶긴 한데, 허리 통증이 이렇게 계속될까 걱정이 됩니다.

병원에서 계속해서 물리치료를 하고 진통제 처방을 받는데요, 이렇게 하는 게 맞는지 모르겠습니다. 조금 다른 치료 방법은 없나요? 어떻게 관리를 해야 하지요? 병원을 갔다 오면 하루 이틀 정도 괜찮다가 통증이 심해집니다. 이대로 그냥 쭉 치료받아도 괜찮을까요? 어떻게 하면 좋을까요? 계속 아파서 일을 하기가 힘든데 휴직을 해야 하나 고민입니다."

처음 오신 교통사고 후유증 환자분을 진료실에서 뵙게 되었습니다. 답답해하시는 환자분의 모습에 안타까움을 느꼈습니다. 이는 사실 우리 주변에서 흔히 볼 수 있는 사연입니다. 교통사고 후 엑스레이, CT, MRI 등의 방사선 사진을 찍고 확인하고 치료를 하지만 속 시원히 낫지 않는 교통사고 후유증, 그로 인해 생활도 엉망이 됩니다. 그러나 후유증 치료는 어디서 어떻게 해야 하며 어떻게 관리해야 할지 알 수가 없습니다. 요즘처럼 정보가 온 사방에 널린 시기에 온갖 인터넷 사이트를 찾아봐도 변호사, 손해사정사들의 합의에 대한 답글밖에 없습니다. 교통사고에 대한 이런저런 말이 많지만 무엇이 맞는지 알 수가 없습니다.

실제 진료 현장에서 교통사고 후유증 치료를 하면서 하루에도 수십 명에게 비슷한 질문을 많이 받습니다. 그때마다 교통사고에 대한 궁금증을 하나하나 환자들과 공유합니다.

교통사고를 단순히 골절 유무를 판단하는 엑스레이 등의 방사선 사진만으로 판단할 수는 없습니다. 온몸으로 받은 충격량이 온전히 근육에 전달됨을 알아야 합니다. 겉의 상처만이 교통사고 후유증의 전부가 아니라 척추 주변을 둘러싸고 있는 속근육의 긴장이 교통사고 후유증임을 알아야 합니다. 속근육의 경직으로 인해 사고 후 시간이 지나도 불편함이 해결되지 않은 것입니다.

또한 근육 하나하나를 떼어놓고 생각하지 말고 연결된 개념으로 이해해야 합니다. 근육을 감싸고 있는 근막에 충격이 오면서 연결된 근막선을 따라 충격이 퍼집니다. 근육 하나하나를 따로 치료하는 것이 아니라 근막경선 전체를 치료해야 합니다. 기존 치료의 한계점을 인정하고 다른 관점에서 치료를 해야 합니다.

교통사고로 인한 후유증 정도를 세분화해서 그에 따른 치료, 관리가 이루어져야 합니다. 인대의 파열, 뼈의 골절, 신경의 손상이 아닌 인대, 근육의 염좌는 염좌에 맞춘 관리, 치료법이 제시되어야 합니다. 염좌도 급성기, 아급성기, 만성기로 나뉩니다. 상황에 따른 재활도 달라야 합니다. 골절 이후의 재활치료, 사고 후 수개월이 지나도 해결되지 않는 교통사고 후유증 치료에 대한 가이드라인도 제시되어야 합니다. 사고 후 근골격계의 통증 이외에 나타나는 두통, 어지러움, 울렁거림 혹은 사고 후 심리적 트라우마 등에 따른 치료도 행해져야 합니다.

다음 장에서는 교통사고 후유증의 사례와 증상에 대해 조금 더 자세히 설명하면서 치료와 관리 등의 해결 방법에 대해 알아보도록 하겠습니다.

자동차 탑승 시 안전한 자세

교통사고가 난 이후의 치료도 중요하지만 사고 시의 충격을 줄이기 위한 안전장치의 올바른 착용도 중요합니다. 자동차 탑승 시 안전한 자세에 대해 알아보겠습니다.

보호장치에는 크게 안전벨트, 머리 지지대(헤드레스트), 에어백이 있습니다. 안전벨트는 쇄골을 지나 흉부, 복부, 골반, 허리를 보호합니다. 복부 아래 골반을 가로로 지나는 것, 사선으로 몸통을 보호하는 것을 포함한 3점식 안전벨트를 해야 합니다. 기술의 진보로 첨단 안전기능이 자동차에 추가되고 있지만 안전벨트야말로 심각한 손상과 치명상을 예방하는 가장 기본적이면서 효과적인 보호장치로서의 역할을 하고 있습니다. 그러나 경부 염좌, 복부 내장기 손상, 요추 안전벨트가 지렛대로 작용하여 과도한 굽힘에 의한 손상, 흉벽 손상 등을 증가시키기도 합니다. 또한 안전벨트가 경추의 신전(폄) 손상을 감소시켜주지는 못합니다.

올바른 어깨 안전벨트 착용법은 쇄골을 지나 흉부를 지나되 경추와 얼굴은 가로지르지 않게 하여 착용하는 것입니다. 가로로 지나는 골반 안전벨트는 골반 옆의 뼈인 전상장골극을 지나쳐 사고 충격 시 골반을 충분히 잡아주어 과도한 굽힘을 방지해야 합니다.

안전벨트가 추돌 시 우리 몸이 앞으로 굽혀지는 것을 방지한다면, 머리 보호장치 머리 지지대는 안전벨트가 하지 못하는 목의 신전을 최소화하는 역할을 합니다. 안전장치의 역할은 급격한 가속과 감속으로 인한 우리 몸의 과굴곡, 과신전을 최소화하는 것인데 안전벨트와 머리 지지대가 앞뒤로 잡아주어야만 이것이 가능합니다. 머리 지지대가 뒤에서 잡아주어야 2차적으로 고개가 앞으로 쏠리는 현상이 줄어듭니다. 안전벨트와 마찬가지로 머리 지지대의 역사도 오래되지 않았지만 안전을 위해서뿐만 아니라 장시간 운전 시 목, 어깨의 긴장을 줄여주기 위해서도 필수적이므로 모든 자동차에 장착되어 있습니다.

머리 지지대의 위치는 탑승자 머리의 뒷면에서 가까워야(약 2.5센티미터) 하며, 적어도 두개골의 무게 중심 높이보다 더 높게 설치되어야 합니다. 머리 지지대의 중앙 부위가 눈높이 정도에 오는 것이 좋습니다. 머리 지지대의 위치가 너무 낮다면 받침점으로 작용하여 환자의 신전 손상을 더욱 심화시킬 수 있습니다.[1]

사고 충격 시 목이 뒤로 젖혀질 때 머리가 충분히 머리 지지대에 지지되지 않고 오히려 목 근처 부위를 지나면 지렛대처럼 작용하여 목의 과신전을 유발할 수 있습니다. 따라서 머리 지지대에 머리가 제대로 지지되도록 높낮이를 적절히 조정하는 게 중요합니다.

에어백도 머리 지지대와 같이 안전벨트가 미처 보호하지 못하는 손상을 방지해줍니다. 특히 머리와 목의 굴곡을 포함한 심한 굴곡(굽힘), 다시 튕겨져 나오는 앞으로 굽혀짐을 최소화해서 안전벨트가 유발하는 흉벽, 복강, 장기 외상과 요추의 과굴곡으로 인한 외상을 최소화해줍니다. 하지만 에어백이 만병통치약은 아닙니다. 에어백과 관련하여 악관절, 안면과 특정한 경추 골절, 화상 등이 일어날 수 있습니다. 그럼에도 불구하고 에어백에 의해 발생한 손상들은 에어백이 없는 경우에 일어나는 손상에 비하면 사소한 것들입니다.

안전장치의 적절한 보호도 중요하지만 사고 이후 통증을 더욱 증가시키는 요인은 많습니다. 적절한 안전장치를 했음에도 불구하고 사고 당시 옆을 바라보는 자세를 취한다든지 다리를 꼰다든지, 자세가 흐트러짐에 따라 통증이 증가할 수도 있습니다. 특히 사선으로의 사고, 목이 돌아간 상태에서의 사고는 전후방 충격으로 인한 통증 이외에 회전력도 가해져 통증이 더 심해질 수 있습니다. 우리 척추의 움직임은 굽힘과 폄, 옆으로 기울이는 측굴, 회전의 세 가지 운동 방향을 가지는데 그중 근육과 인대의 염좌는 회전력이 가해질 때 가장 발생하기 쉽기 때문입니다.

운전 시나 탑승 시의 자세도 한번 짚고 넘어가겠습니다. 교통사고 시의 잘못된 자세가 통증을 유발하기도 하지만, 교통사고가 아니라도 장시간 운전을 하거나 탑승 시에 통증을 유발하기도 하므로 잘 체크해보시는 것이 좋습니다.

첫째, 등받이가 너무 멀지는 않은지 체크합니다. 소파의 푹신한 느낌에 익숙해져 있다 보니 자동차를 운전하면서도 등받이를 멀게 하면서 이를 편한 자세로 인지하는 경우가 많습니다. 이런 경우 자기도 모르게 구부정한 자세가 됩니다. 이는 굽은등 증후군, 거북목 증후군을 유발합니다.

부적절한 허리의 지지는 넓적다리 뒷면의 햄스트링을 짧게 하며, 하부요추의 곡선을 감소시키고 흉곽의 안정성을 감소시켜 허리 통증을 유발합니다. 더불어 어깨가 안으로 말려드는 굽은등을 만들며, 고개를 앞으로 숙이게 하여 목의 통증을 유발합니다. 안정된 자세를 위해서는 작은 쿠션 하나를 허리에 살짝 대면 좋습니다. 또 의자의 각도는 100~110도 정도가 적당합니다.

둘째, 머리 지지대가 닿아 있는지 체크합니다. 그렇다고 해서 좌석을 너무 앞으로 당기는 것 또한 문제입니다. 과하게 앞으로 당기는 자세 역시 구부정한 자세를 만들어냅니다. 이는 교통사고 시 가장 흔한 후방추돌에 취약한 자세입니다. 머리를 보호하기 위해서는 머리 지지대가 상당히 중요한데 머리 지지대의 중앙이 눈과 수평이 되게 조정을 합니다. 그리고 머리 지지대와 목 사이의 간격은 떨어지는 것이 좋습니다. 일반적으로 정상적인 경추 곡선에서는 목뒤에 남는 공간이 6센티미터 정도, 주먹 하나가 들어갈 정도의 간격이 적당합니다.

셋째, 운전 시 손등이 위를 보지는 않는지 체크합니다. 운전대와 좌석 사이의 거리가 적당하지 않으면 손등이 위로 향하게 운전대를 잡는 경우가 많습니다. 그러면 손목, 팔꿈치 바깥쪽, 어깨에 긴장이 초래되면서 라운드 숄더를 만듭니다. 운전대는 엄지손가락이 위를 향하도록 가볍게 움켜쥐며, 팔꿈치의 각도는 120도 내외가 되는 것이 좋습니다.

넷째, 발목의 각도와 무릎의 각도는 괜찮은지 체크합니다. 장시간 운전 후 허벅지 통증, 발목 통증을 호소하는 경우도 많습니다. 발목을 지나치게 뒤로 젖히는 자세를 장시간 만드는 것은 발목의 통증, 종아리의 통증을 만듭니다. 또 무릎의 각도가 적절하지 않으면 허벅지(햄스트링)의 긴장을 만들어냅니다. 발목을 과하게 뒤로 젖히지 않으면서 무릎의 각도는 자연스럽게 120도 내외에서 조절하는 것이 좋습니다.

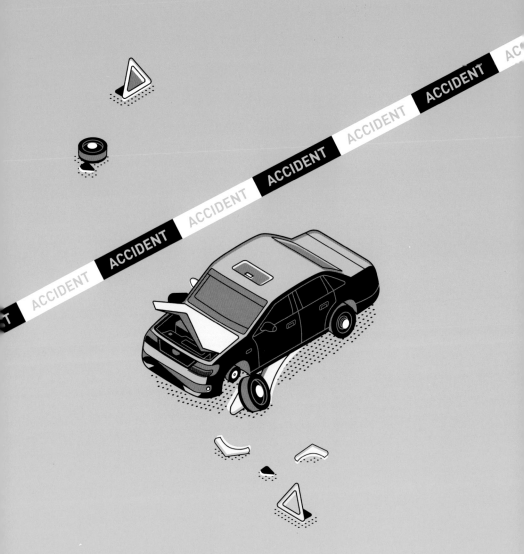

교통사고,
초기에 제대로 대응해야 한다

교통사고 후 3주 이내의 기간 동안 충분한 안정, 관
리, 치료를 열심히 해야 교통사고 후유증에서 빨리
벗어날 수 있습니다. 사고 초기에 충분히 치료를 받
지 못하면, 혹은 치료를 받아도 충분한 안정과 관리
가 이루어지지 않으면 치료 경과에 차이가 난다는 사
실을 꼭 기억하시기 바랍니다.

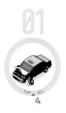

교통사고를 여러 번 당했다면
근본적인 치료가 필요하다

건강과 젊음은 잃고 난 뒤에야 그 고마움을 알게 된다.
- 아라비아 명언

교통사고 후유증으로 시간이 지난 뒤 갑자기 없던 증상이 나타날까 봐 걱정하는 분들이 많습니다. 그래서 교통사고 후유증을 가볍게 보면 안 된다는 것은 알고 계시죠. 그러나 막상 자신이 교통사고를 당하면 왠지 모르게 온몸이 찌뿌둥하긴 한데 몸은 멀쩡한 것 같아서 치료를 해야 하나, 말아야 하나 고민에 빠집니다. 멀쩡한 것 같은데 병원에 가서 진찰을 받으려면 일부러 시간을 내야 하니까요. 이리저리 왔다갔다 하는 시간도 그렇고, 병원에서 진찰을 받으려면 얼마나 기다려야 하는지도 모르고, 평소 아파본 적이 없다 보니 모든 것이 생소합니다.

그러다 보면 오늘 가려고 했다가 다시 모레가 되며 진료를 미루게 됩니다. '교통사고 후유증이 나중에 나타난다는 것은 어디서 들은 것 같은데, 설마 나는 아니겠지' 하며 찜찜한 마음을 애써 외면합니다.

특이한 사연을 가진 분이 있습니다. 어느 날 50대 남성분이 걱정과 근심 가득한 표정으로 진료실을 찾아왔습니다.

"디스크탈출증 수술을 했는데요, 아직 회복이 안 되어 왔습니다."

"수술은 언제 하셨나요?"

"한 달 전에 했습니다."

"어느 부분을 수술하셨나요?"

"흉추 디스크탈출증이라는 진단을 받았습니다."

놀라지 않을 수 없었습니다. 흉추 디스크탈출증은 참 드문 병이거든요. 한의사가 된 후 10여 년 동안 흉추 디스크탈출증 환자는 두 번째 보는 것이었습니다. 의사나 한의사 중 평생 흉추 디스크탈출증 환자를 한 명도 안 보는 분들도 많습니다.

여기서 흉추 디스크탈출증에 대해 잠시 알아보겠습니다. 움직임이 큰 경추(목) 혹은 요추(허리)에 비해 흉추는 갈비뼈가 붙어 있어 움직임이 크지 않기에 비교적 안정된 구조를 가지고 있습니다. 그래서 흉추의 손상은 잘 일어나지 않아 전체 디스크탈출증 환자 중 1퍼센트 내외라고 알려져 있습니다.

처음에는 갈비뼈 주변이 뻣뻣하고 찌릿한 통증이 나타나는데 흉추 디스크탈출증이 흔치 않다 보니 병원에서도 우선 심근경색이나 협심증 같은 심장질환을 의심하게 됩니다. CT나 초음파, 내시경 검사를 하면서 심장 관련 검사를 해도 흉추 디스크탈출증 환자는 심장에 문제가 없기에 결과가 정상으로 나오게 되지요. 혹시 몰라 MRI 촬영을 해보면 거기서 흉추 디스크탈출을 발견하게 됩니다.

앞의 환자분은 지난해 짧은 기간 동안 교통사고가 세 차례 연달아 났는데 엑스레이를 찍어도 뼈가 멀쩡하다고 나오고, 바쁘기도 해서 치료를 안 했다고 했습니다. 그러다 올해 초에 갈비뼈 주변이 약간 저리면서 안 좋은 느낌이 나서 병원에 가 CT도 찍고 초음파도 찍었는데 원인을 찾지 못해 그냥 피곤한 탓인가 싶었다고 합니다.

"교통사고가 나고 나서 한두 달 후인가, 다리가 마비되는 것처럼 느낌이 이상하고 다리 힘이 빠지기도 해서 중학교 동창이 일하는 큰 병원에 가보았더니 바로 MRI를 찍어보자고 하는 거예요. 그 결과 흉추 탈출증이라는 진단이 내려졌어요. 수술을 하고 나니 다리 힘이 조금씩 돌아오고 있기는 한데 친구가 한의원에 가서 재활치료를 받아보라고 추천해주더라고요."

교통사고를 당하고 나서 시간이 한참 지나도 팔, 다리의 저림, 당김, 마비감 등의 증상이 남아 있으면 CT나 MRI 등의 정밀검사를 합니다. 이때 디스크탈출증을 발견하는 경우가 있습니다. 그런데 원인 관계가 애매할 때가 많습니다. 사고 전에도 디스크탈출증이 있었는데 무증상일 뿐이었는지, 혹은 사고로 인해 디스크탈출이 되었는지 의사로서 판단하기가 쉽지 않은 것입니다.

큰 신경 손상도 물론 치료를 해야 하지만 교통사고 후유증에서 벗어나려면 말초신경까지 회복이 되어야 합니다. 수술 전의 근력 상태, 기타 연부조직의 긴장까지 완전히 회복이 되어야 하지요. 이때 침이나 물리치료, 추나요법, 한약 처방은 재활 기간을 앞당기고 더 완전한 재활을 이루어내는 데 도움이 됩니다. 앞의 환자분도 침, 물리치료, 추나요법, 한약 투여를 포함한 재활치료를 2개월여 동안 한 후에 남아 있던 교통사고 후유증들이 회복되었습니다. 이제 가슴의 찌릿한 감각도 없어지고 정상 생활을 할 정도가 되었습니다.

상처가 없어도 우리 몸에는 교통사고 당시의 충격이 온전히 전달됩니다. 그 충격을 충분히 풀어주지 못하면 우리 몸에 보이지 않는 변화가 일어납니다. 그 결과가 시간차를 두고 나타나기도 합니다. 이것이 교통사고 후유증을 가볍게 보아서는 안 되는 이유입니다.

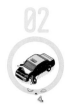

02 교통사고 후유증 치료의 최대 적기, 초반 3주를 주시하라

건강을 이기는 장사는 없다.
- 일본 속담

교통사고 후유증 치료는 초반 3주가 제일 중요합니다. 사고 초기의 급성 경직을 어떻게 해결하느냐에 따라 사고 후유증이 오래갈지, 짧게 갈지 결정되는 경우가 많기 때문입니다.

지난봄, 중년의 부부가 교통사고를 당했다며 찾아왔습니다. 이분들은 뒷목과 허리가 뻐근한 증상을 호소했습니다. 그런데 부인은 사고 초반 3주 동안 열심히 치료를 받으면서 안정을 취한 데 반해, 종묘사업을 하는 남편은 너무 바빠서 치료는커녕 집에서 쉬지도 못했습니다. 남편은 하필이면 일 년 중 가장 바쁜 봄에 교통사고가 나 치료를 받으러 다닐 수 없었습니다. 그러다가 6개월쯤 지나 두 분이 기억 속에서 지워지려 할 때쯤 남편분이 한의원을 다시 찾았습니다.

"오랜만에 뵙네요. 지난번 교통사고 후 조리나 치료는 잘하셨나요?"

저의 질문에 이분은 머리를 긁적이며 대답했습니다.

"일을 한다고 치료를 뒤로 미루다가 병을 키운 것 같습니다. 교통사고 이후 허리가 자주 뻐근했는데 미루고 미루다가 결국 MRI 사진을 찍어보니 디스크탈출증이라고 하네요. 허리도 아프고 운전만 하면 다리까지 당겨서 이젠 일을 하기도 힘이 드네요."

안타까웠습니다. 이분은 일 년 중 바쁜 시기가 정해져 있다 보니 교통사고 후유증 치료를 하지 못했습니다. 그 결과가 나중에 나타나리라고는 생각도 못했겠지요. 이렇게 시간차를 두고 증상이 나타나면 어디에 호소할 수도 없습니다. 이미 교통사고는 6개월 전의 일이고, 사고와 통증의 연관성을 증명하기도 힘이 들지요. 사고 합의는 이미 끝난 상태이고 후회만 남습니다.

같은 날 사고가 났지만 바로 치료를 받은 부인은 남편과 달리 후유증이 남지 않았습니다. 교통사고 이후 빠른 시간 내에 후유증 관리와 치료를 해야 합니다. 뼈가 골절되면 깁스를 하지요. 이때 뼈가 어긋난 상태에서 깁스를 하면 그대로 고정이 됩니다. 교통사고 후의 통증도 그렇습니다. 초기에 적절한 치료를 받고 안정을 취해야 합니다.

이번에는 다른 부부의 사연입니다. 추석 3주 전 고속도로에서 다중추돌 사고를 당한 부부가 내원을 했습니다. 역시 후방추돌이라 목과 어깨의 뻐근한 통증을 호소했습니다. 이번에는 앞의 사고와 달리 남편보다 부인에게 여러 사정이 있었습니다. 고3 딸의 엄마이면서 맏며느리인 부인은 교통사고 후 매일 치료를 받았어도 남편에 비해 허리 통증이 잘 풀리지 않았습니다. 치료를 받으면 통증이 덜했다가 다시 하루가 지나면 아프기를 반복했지요. 부인은 온 식구의 뒷바라지를 하느라 하루도 맘 편히 쉬지 못하고 온종일 집안일을 해야 했습니다.

"치료도 중요하지만 집에서 충분히 안정을 취해야 근육이 풀립니다. 치료한 날은 좀 덜했다가 일하면 다시 아프기를 반복하다 보면 만성이 됩니다. 사정이 안 되는 것은 알지만 최대한 집안일을 미루세요."

저의 조언에 부인은 이렇게 하소연했습니다.

"그러고 싶지만 저 말고는 집안일을 할 사람이 없어요. 고3 딸한테 설 거지랑 청소를 시킬 수는 없으니까요."

이후 추석 연휴가 지나 부부가 다시 찾아왔습니다. 남편은 이제 거의 다 나아서 일상에서 불편함이 사라졌습니다. 그에 반해 맏며느리로서 명절 동안 집안일을 도맡아 했던 부인은 더 아파 보였습니다. 교통사고 후 3주 이내의 기간 동안 충분한 안정, 관리, 치료를 열심히 해야 교통사고 후유증에서 빨리 벗어날 수 있습니다. 같은 사고를 당해도 치료 경과는 사람마다 다르게 진행이 됩니다. 사고 초기에 충분히 치료를 받지 못하면, 혹은 치료를 받아도 충분한 안정과 관리가 이루어지지 않으면 치료 경과에 차이가 난다는 사실을 꼭 기억하시기 바랍니다.

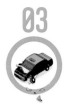

03 교통사고의 형태가 다양한 만큼 대처 방식도 천차만별이다

병을 숨기려는 자에게는 약이 없다.
- 에티오피아 명언

흔히 나타나는 증상이지만 정확한 원인과 경과, 치료법이 없는 병이 많습니다. 감기, 두통 등이 그런 경우지요. 그로 인해 고생하는 사람은 많습니다. 교통사고 후유증도 그렇습니다. 인류가 풀어야 할 수 수께끼지요. 예후, 경과, 치료법이 다양해서 모든 사람에게 일률적으로 적용하기도 어렵습니다. 사람에게 전달되는 충격량은 각도, 속도, 무게 등 고려해야 할 상황도 많고, 사고를 당한 대상의 특성도 다른 만큼 변수가 너무나도 많습니다.

　로스앤젤레스 척추교정 대학Los Angeles College of Chiropractic 교수 스티븐 포먼은《교통사고 후유증WHIPLASH INJURIES》이라는 책을 통해 '자동차 사고에서 요추 손상의 빈도, 특징 그리고 심각성을 유발시키는 요인들'에 다음과 같은 상황들이 있다고 설명합니다.

- 자동차에서 탑승자의 위치

- 안전벨트와 어깨 안전벨트의 사용 유무

- 에어백 작동

- 안전장치기의 종류(일반적인 안전벨트와 시트벨트 프리텐셔너pretensioner가 있는 안전벨트 등)

- 의자 등받이의 딱딱함

- 운전석 등받이의 기울기

- 운전석 등받이 쿠션의 특징

- 경사의 각도

- 충돌의 벡터와 심각성

- 자동차 내부 또는 외부에서의 2차적인 충돌

- 안전장치의 편안함

- 탑승자 위 안전장치의 위치

- 자동차에 부착된 안전장치의 위치

- 키, 몸집, 나이 그리고 건강 상태와 같은 탑승자의 육체 상태

- 충돌 시 충격에 대비한 사전준비

교통사고의 경우 변수가 너무 많고 물리적으로 충격량을 하나하나 계산해내기도 너무 복잡합니다. 솔직히 저도 너무 어렵습니다. 의료인이 하나하나 다 파악할 수 없고 생체역학, 물리학, 통계학과 함께 여러 학제 간의 연구가 필요한 부분입니다.

저는 교통사고 후유증으로 찾아온 환자들에게는 사고 당시의 상황에 대해 먼저 물어봅니다. 사고 방향에 따라 대략 증상을 판단할 수 있기

때문입니다.

　우선 전면충돌의 경우 가장 빈번하게 발생하는 사고이면서 큰 외상의 이유가 됩니다. 그러나 실제 진료 현장에서의 환자는 후미추돌이 많습니다(염좌 사고를 많이 보는 1차 의료기관의 특성상). 전면충돌 시 운전자는 충돌할 거라는 사실을 미리 알고 스스로 보호하기 위한 준비를 하는 경우가 많기 때문입니다. 브레이크를 밟아 감속을 하면 운전대와 시트가 지지대로서의 역할을 할 수 있습니다.

　측면충돌에 대해서는 여러 말들이 많지요. 대부분의 차들은 측면충돌에 약한 구조로 되어 있다고 알려져 있습니다. 통증의 양상은 전후방 추돌과 다른 형태로 나타납니다. 경추, 흉추, 요추의 척추는 굽히고 펴는 굴곡 동작, 옆으로 기울이는 측굴 동작, 회전 동작의 세 가지 움직임을 가지는데 회전과 측굴 동작에서의 손상에 취약한 구조입니다. 측방에서의 충격은 회전과 측굴의 움직임을 만들어내는데, 대부분 차의 탑승자들은 운전석 등받이나 안전장치로 소극적인 보호만을 받을 뿐입니다. 측면추돌에 대해 적극적인 보호를 받지 못합니다.

　안전벨트는 골반을 제 위치에 유지시켜주는 역할을 해서 심각한 외상을 예방하기는 하지만 척추의 회전과 측굴의 급격한 움직임으로부터 보호받지는 못합니다. 사선 방향의 후미추돌도 있을 수 있는데 뒤에서 박은 것보다 더욱 심각한 통증을 일으킬 가능성이 있습니다.

　사고 시 제 위치에 앉아 있었는지, 안전벨트는 제대로 했는지의 여부도 통증의 정도를 결정하지요. 일반적으로 교통사고 후유증을 만드는 원인은 경추의 과신전(과도한 뒤로 젖힘)과 과굴곡(과도한 앞으로의 굽힘)의

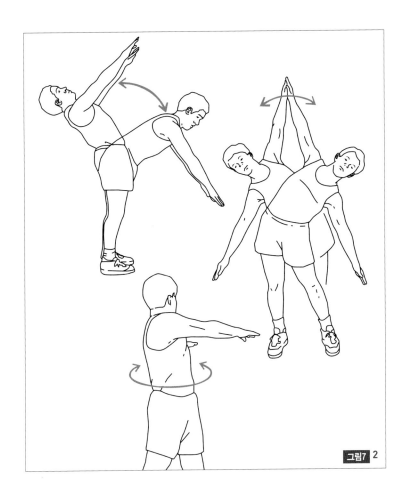

그림7 2

손상에 있습니다.

후방추돌 사고 시 머리 지지대에 적절히 위치하지 않은 목은 뒤로 젖혀졌다가 다시 앞으로 굽혀지지요. 뒤로 젖혀지면서 목의 앞쪽 근육들은 늘어나고 이 근육의 긴장이 한계에 다다르면 남은 충격은 전종인대와 섬유륜이라는 더 깊은 곳의 앞부분까지 영향을 미칩니다.

전종인대는 경추를 감싸는 인대이고, 섬유륜은 디스크의 바깥 부분을 말합니다.

근육과 인대가 흡수할 수 있는 유동량을 넘어서면 손상이 일어나게 되지요. 염좌라는 것이 발생하기도 하고, 섬유륜이 찢어지기도 합니다. 이로 인해 외상성 디스크탈출증이 생기기도 합니다. 그리고 2차적으로 다시 앞으로 목이 굽혀지면서 이번에는 목뒤의 근육이 늘어나게 되지요.

그러면 이번에는 뒷면 근육의 염좌, 인대, 섬유륜의 손상이 발생합니다. 그나마 운전석 등받이, 머리 지지대가 이러한 과신전, 과굴곡의 척추 움직임을 방지하고 완충하지만 제자리에 위치하지 않은 탑승자는 그 충격을 받을 수밖에 없습니다. 또한 안전벨트는 추돌 다음 이렇게 다시 튀어나오는 동작을 방지하지만 역시 제 위치에 있지 않으면 보호를 받지 못합니다.

추가로 감속의 물리학을 이해해야 합니다. 즉, 사고 당시 얼마나 짧은 시간 안에 감속이 되었는지도 신체의 손상 정도에 영향을 끼칩니다. 급격한 감속과 신체 충격에 대해서는 비행기와 우주선 관련 연구 결과가 있습니다. 급격한 감속과 증속은 혈액의 쏠림 현상을 만들어서 의식의 소실을 만든다고 하지요. 직접적인 머리의 충격으로 인한 뇌진탕 증후군 이외에 머리로의 충격 없이도 급격한 감속 역시 의식의 소실을 만들 수 있는 것이지요.

사고 시 신체가 부담하는 충격도 큽니다. 시속 10마일(약 시속 16킬로미터)의 충격에서도 신체는 5G의 힘으로까지 감속될 수 있다고 합니다. 1G은 중력가속도 Gravitational acceleration를 뜻합니다. 즉, 80킬로그램의 체

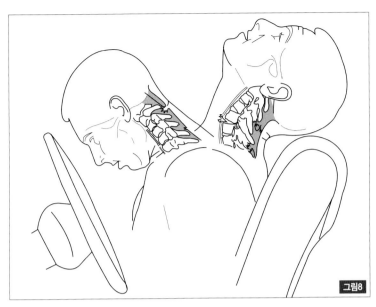

그림8

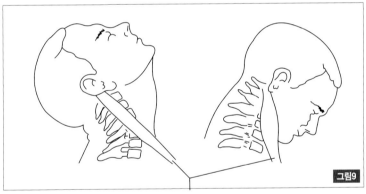

그림9

중을 가진 남자는 5밀리세컨드(ms)라는 짧은 시간 사이에 400킬로그램의 힘이 신체에 가해지게 됩니다. 짧은 시간의 감속은 이러한 힘들을 더욱 만들어내 신체에 힘을 가하게 됩니다.

교통사고 시의 상황은 워낙 다양하므로 사람에게 전달되는 충격량을 생각할 때 각도, 속도, 무게 등 고려해야 할 변수가 너무나도 많습니다. 이에 따라 교통사고 후유증은 예후, 경과, 치료법이 다양해서 모든 사람에게 일률적으로 적용하기 어렵습니다. 이것이 교통사고 후유증 치료가 어려운 이유입니다.

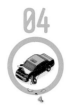

04
원래 질환이 있는 환자는
교통사고 후 치료 방식도 다르다

질병의 깊은 고통을 맛본 자는 본인 스스로 의사가 된다.
- 아일랜드 속담

교통사고 시의 다양한 상황에 따라 환자들이 느끼는 통증도 각양각색입니다. 각 사고별로 어느 방향의 충돌이었는지, 몇 킬로미터로 달릴 시의 충격이었는지, 운전자는 안전장치로부터 제대로 된 보호를 받았는지 등의 차이도 있을 수 있습니다. 더불어 사고 당사자의 신체적 특징도 손상 정도, 치료 예후를 결정짓는 데 차이를 만들어냅니다. 이번에는 기존에 어떤 질환을 가진 경우의 교통사고 후유증에 대해 살펴보도록 하겠습니다.

교통사고로 내원한 환자분들을 진찰할 때 사고 당시의 상황을 들은 다음 확인하는 부분이 있습니다. 바로 기왕력 체크입니다. 혹시 기존에 어떤 질환을 가지고 있었는지 물어보는 것입니다.

다음은 30대 여성분 A 씨의 말입니다.

"일주일 전에 교통사고가 났는데요, 제 차가 멈춰 있는 상태에서 다른 차가 뒤에서 박았습니다. 사실 제가 허리디스크가 있어서 다른 병원에서 한 달 가까이 치료를 했어요. 다행히 수술을 거치지 않고 약 먹고 물리치료, 재활치료 등을 하면서 다리 저린 것도 덜해지고, 허리 통증도 줄어들어 '이제 마지막 날이겠구나' 하고 병원에서 진료를 보고 집으로 가는 길에 사고를 당했습니다. 그래서 다음 날 다니던 병원에 가서 사진도 찍고 확인해보니 별 문제가 없다고 하긴 하는데요. 입원 후 일주일이 지나도 통증이 계속 있고, 사고를 당하면서 목이 젖혀져서 목이 아플 줄 알았는데 허리가 계속 아파서 병원에 말해도 허리는 이제 다 나았다고 하나 답답해요."

진료를 하면서 느끼는 것이지만 사고 부위와 통증 부위가 일치하지 않는 경우가 많습니다.

다음은 30대 남성분 B씨의 말입니다.

"택시를 타고 가다가 사고를 당했는데요, 사고를 당하면서 무릎을 앞좌석에 부딪혔어요. 하루 이틀 정도는 무릎이 약간 붓고 아팠는데 일주일이 지난 이후로는 무릎이 아프기보다는 허리가 아파요. 사실 작년에 허리디스크 수술을 했거든요. 다시 거기에 병이 도진 것은 아닌지 걱정이 돼요."

이 환자분에게 다음과 같이 비유를 해서 말씀드렸습니다. 나무 책상의 한쪽 모서리에 망치로 충격을 가했는데 그 모서리에 균열이 갈 만큼의 충격은 아니었습니다. 그런데 반대쪽 모서리에 균열이 이미 있었다면 어떻게 될까요? 그 반대쪽 모서리의 균열이 더 커질 수 있습니다. A,

B 환자분들의 경우도 이렇습니다.

우리 몸은 하나하나 분리되어 있지 않고 모두 연결되어 있습니다. 그러다 보니 한쪽에 충격이 느껴지면 그 충격량이 다른 곳에도 영향을 미칩니다. 그중 약한 부분에 균열이 생기거나 통증을 느낄 수도 있지요. 그러므로 타박상이 있는 부위와 통증은 다를 수 있습니다. 이는 학술적으로 근막이라는 개념으로도 설명할 수 있습니다.

우리 몸의 조직들은 따로 떼어져 있는 것이 아니라 서로 연결되어 있지요. 근육도 따로 분리된 것이 아니라 전체가 근막이라는 것으로 싸여 있고, 그 근막을 통해 한쪽의 충격이 먼 다른 쪽의 충격으로 전달되기도 합니다. 특히 척추에 기왕력이 있는 분들이 더욱 그런 경향이 있습니다. 허리나 목에 디스크가 있던 분이 교통사고를 당하면 이것이 재발하기도 하지요.

혹은 신체 정렬상의 문제로 인한 경우도 있습니다. 원래 우리 척추는 목, 등, 허리로 연결된 곡선이 S자의 만곡을 가지고 있습니다. 우리 척추가 일자가 아닌 S자 만곡을 가진 이유는 충격을 잘 흡수하기 위해서입니다.

S자 구조물은 스프링처럼 충격을 흡수하도록 설계된 구조입니다. 여러 방향에서의 충격을 적절히 분산하도록 만들어진 구조인데, 이 곡선이 사고 전부터 잘못 위치해 있는 경우 당연히 충격을 흡수하는 데 약점을 가질 수밖에 없지요. 그래서 같은 충격을 같은 곳에 받아도 사람마다 통증의 정도가 다르고, 치료 기간도 다른 것입니다.

예를 들면 경추(목)의 곡선이 그렇습니다. 원래 완만한 C자 곡선을 가

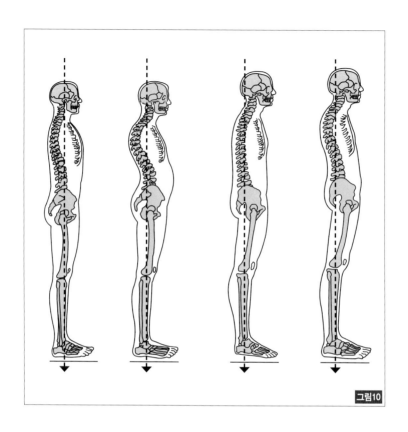

져야 하는데 C자 곡선이 무너진 일자목, 거북목인 경우에는 충격 흡수에 약합니다. 70페이지의 **그림12** 와 같이 볼링공을 받치고 있는 팔이 수직으로 안정되어 있을 때와 엉거주춤한 자세로 팔을 기울여서 받치고 있을 때의 외부 충격을 비교해보면 당연히 안정된 자세로 버티고 있을 때의 충격이 덜합니다.

역으로 곡선이 없어도 문제입니다. 허리가 그렇습니다. 허리는 약간 앞으로 기울어진 전만이 있어야 하는데, 허리의 전만이 없는 일자 허리

068
모르면 나만 고생하는 교통사고 후유증

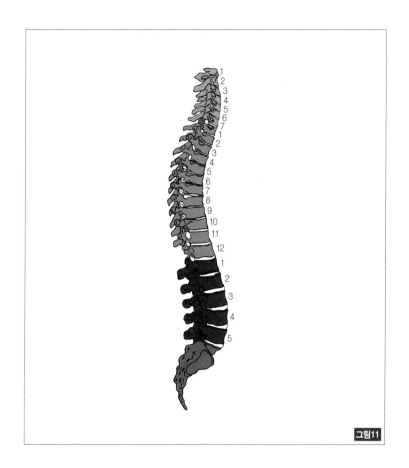

는 충격 흡수에 약합니다. 우리 몸의 정렬은 충격 흡수에 최적화되어 있는데 부정렬이 된 사람은 같은 충격을 받아도 통증으로 더 고생할 수 있고, 교통사고 후유증이 더 오래갈 수 있습니다.

신체 정렬과 관련해 특이한 경험을 한 적이 있습니다. 어느 날 30대 남성 한 분이 사선 방향으로의 후방추돌을 당했다며 찾아왔습니다. 측면추돌의 경우 통증이 한쪽으로 편향되는 경향이 있는데 이분은 이상하

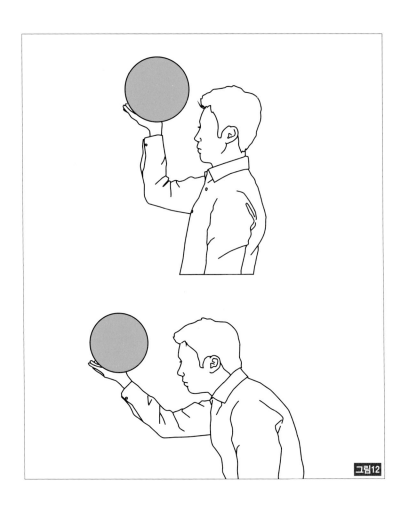

그림12

게 좌측 목, 우측 등, 좌측 허리에 통증을 느끼는 상태였습니다. 디스크 수술의 기왕력도 특별히 보이지 않고, 겉으로는 신체 정렬이 문제 있어 보이지 않았습니다.

혹시나 하는 생각에 바로 선 상태에서 양손을 깍지 끼고 허리를 숙이는 동작을 해보도록 했습니다. 이는 척추측만증 검사 시 사진을 찍지 않고 등(흉추) 쪽의 숨은 만곡을 찾는 방법입니다.

역시나 숨어 있는 척추측만증 환자였습니다. 15도 미만의 만곡인 경우에는 적극적인 치료 대상이 되지 않는데 이분은 이 경우에 해당했습니다. 본인도 지금까지 척추측만이 있다는 것을 모르고 살 정도였으니까요. 이렇듯 통증의 패턴이 비전형적일 때에는 숨어 있는 정렬의 문제를 찾아봅니다. 사고 당시의 상황만을 볼 게 아니라 사고 당사자를 열심히 살펴야 하는 이유입니다.

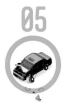

05 시간의 흐름에 따라 달라지는 통증의 변화

건강에 지나치게 신경 써도, 너무 무심해도 문제가 된다.
- 미국 속담

한 30대 여성이 3주 정도 전에 교통사고를 당했다며 찾아왔습니다. 두 아이의 엄마인데 택배 일을 하는 남편을 돕기 위해 따라 나섰다가 정차해 있는 차 안에서 후방추돌을 당한 것이었습니다. 다행히 상처는 나지 않아 정형외과에 가서 엑스레이 촬영을 해보니 골절 진단은 나오지 않았습니다.

담당의사는 많이 불편하면 입원을 하라고 권하였지만 남편과 두 아이를 두고 입원할 수 있는 상황이 아니었습니다. 허리가 조금 뻐근하게 아팠지만 우선 집으로 돌아갔습니다. 뼈에는 이상이 없으니 괜찮겠거니 하고 그냥 다음 날도 집안일을 했습니다. 그런데 며칠이 지나 갑자기 목이 뻐근하고 허리가 굳는 것 같은 통증이 발생했습니다. 안 되겠다 싶어 엑스레이를 찍었던 병원에 가서 물리치료를 받고 진통제를 처방받았

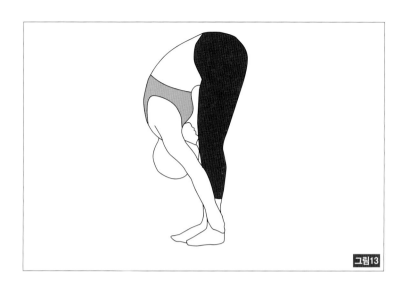

그림13

습니다.

이후 몇 번 더 병원에서 치료를 반복했습니다. 그렇게 3주 정도가 지났습니다. 통증은 줄어들었지만 정상적인 상태는 아니었습니다. 같은 치료는 반복되고 통증도 반복이 되었습니다.

진찰을 해보기 위해 어깨 넓이만큼 다리를 벌려 바로 선 자세에서 손이 바닥에 닿는지 보는 허리굴곡 검사를 시행해보았습니다. 천천히 손이 바닥에 닿았습니다. 어느 정도 굽히고 나서는 조금 힘들어했지만 특별히 다리 밑이 당기거나 허리가 안 굽혀지는 것은 아니었습니다. 그리고 나서 다시 허리를 펴보도록 했는데 뭔가 자세가 부자연스러웠습니다. 엉덩이를 뒤로 빼면서 반동을 주며 허리를 펴는 것이었습니다.

허리를 굽혔다 폈다 하는 것은 되지만 동작에 문제가 있었습니다. 허리를 움직이는 것이 아니라 고관절의 힘을 이용해 허리를 폈습니다. 이

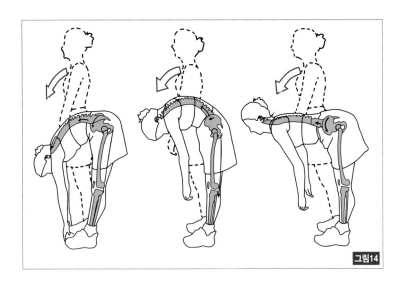

그림14

는 환자가 자신의 통증을 반사적으로 피할 때 하는 행동이었습니다. 허리를 이용하면 아프니까 통증을 느끼지 않기 위해 자동적으로 고관절 위주로 힘을 쓰면서 허리를 펴는 것이었습니다.

이분은 교통사고 후 허리 주변을 받쳐주는 기립근의 긴장이 아직 풀리지 않아 그 대신 고관절을 펴는 근육이 과하게 움직이는 중이었습니다. 이렇듯 움직임 패턴의 교정이 이루어지지 않으면 만성통증으로 갈 수 있습니다.

교통사고를 당한 환자의 손상 정도에 따른 치료 예후에는 다양한 변수가 존재하는데 사고를 당한 날을 기준으로 크게 '급성기, 아급성기, 회복기 만성화 단계'로 나눌 수 있습니다.

급성기는 사고 충격 이후 급성 긴장이 생긴 시기입니다. 이 시기에는 적극적 안정, 관리, 치료가 필요합니다. 허리를 조금만 움직여도 뜨끔한 것 같고 일상에서의 움직임이 불편할 수 있습니다. 허리를 굽히고 펴는 것조차 힘이 들기도 합니다.

이후 아급성기로 넘어갑니다. 앞의 환자분은 급성통증의 시기가 지나 뻐근함을 느끼기는 해도 통증에 대해 어느 정도 적응해나가고 있습니다. 통증의 강도 역시 줄었습니다. 이 시기에는 일상생활의 움직임이 가능합니다.

사고 직후처럼 급격한 통증은 없고, 한 군데 아팠다가 자고 일어나면 다른 곳이 아픈 것처럼 증상이 변화무쌍하게 바뀌지도 않습니다. 어느 정도 동작이 가능하고 통증이 줄어들며 관절의 움직임 범위도 증가합니다. 급성기 때 허리를 살짝만 굽혀도 불편했던 것들이 많이 풀린 상태입니다. 하지만 통증에 적응해가면서 비정상적인 움직임을 보이기도 하고, 아직 통증이 반복되는 시기입니다. 급성기의 치료 및 관리가 적절치 못하면 만성기로 넘어갑니다. 이후에는 의미 있는 증상 호전의 변화가 정체되곤 합니다.

치료의 방향은 환자의 상태에 따라 선택적으로 긴장된 근육을 스트레칭하고, 약해진 근육을 강화시키기 위한 운동 처방도 들어가야 합니다. 그리고 굳은 허리 기립근을 정상으로 만들어 올바른 경로의 허리 굽힘과 폄 동작을 만들어야 합니다. 그래야 회복기 만성화 단계에 접어들기 전 교통사고 후유증 치료가 마무리됩니다.

구체적으로 급성기, 아급성기, 회복기 만성화 단계의 기간은 대략 얼마나 되는지 궁금할 것입니다. 시간에 대해서는 교통사고로 인한 손상 정도, 치료 방법에 따라 다양하기에 일률적으로 적용하기가 어렵습니다. 하지만 시간을 기준으로 했을 때 교통사고 후 72시간 이내, 72시간 ~14주, 14주 이후로 급성기, 아급성기, 회복기 만성화 단계로 분류하여 치료하는 것이 일반적입니다.[3]

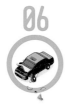

06 사고 후 경과에 따라 치료법은 달라진다

절망과는 되도록 멀리! 행복과는 되도록 가까이!
그게 건강하게 살기 위한 최선의 방법이다.
- 키에르케고르

흔히 말하는 교통사고 후유증을 세계 여러 의학전문서적이나 논문에서는 '편타성 손상whiplash injury' 혹은 '교통사고 상해 증후군whiplash associated disorders'이라고 합니다. 1928년, 해롤드 크로우가 갑작스러운 목의 과도한 젖힘 후 과도한 굽힘으로 인한 손상을 편타성 손상이라고 소개했습니다.

'편타whiplash'라는 것은 채찍질을 뜻합니다. 채찍질처럼 목에 과도한 가속과 감속이 가해진 것을 말합니다. 교통사고 후유증의 증상과 부위는 다양하지만 사고 후의 가장 흔한 증상이 목을 중심으로 나타나므로 편타 손상이라고 이름 붙인 논문이나 의학서적에서는 목 위주로 이루어진 연구가 많았습니다.

자동차가 일상적인 용도로 쓰인 것은 역사가 그리 길지 않습니다. 교

〈퀘백 특별임상연구의 교통사고 상해 증후군 분류〉4

등급 분류	임상 양상
0등급	- 목 통증에 대한 불편함이 없음
1등급	- 신체적 징후 없음 - 통증, 뻣뻣함, 압통에 국한된 목의 증상
2등급	- 신체적 징후 없음 - 목의 증상 - 골격계 징후: 관절 운동 범위(ROM) 감소, 일점통
3등급	- 목의 증상 - 근골격계 징후 - 신경학적 징후: 심부 건반사 감소/소실, 근력 약화, 감각 소실
4등급	- 목의 증상과 골절 혹은 탈

통사고 후유증 연구의 역사도 그리 길지 않아 아직 밝혀야 할 부분이 많습니다. 교통사고 후유증의 치료 가이드라인으로 처음 체계를 잡은 것은 1995년, 캐나다의 퀘백 특별임상연구에서 보고한 치료 가이드라인입니다.5

이 치료 가이드라인은 편타 손상 연구에 관련된 여러 논문이나 의학 서적에 빠지지 않고 나옵니다. 여전히 표준 치료로 여겨지면서 치료의 견본으로 세계적으로 통용되고 있습니다. 이 치료 가이드라인에서는 목 통증, 이학 소견(움직임 평가), 신경학적 소견(저리거나 당기는 감각 혹은 감각의 이상 같은 신경의 문제), 척추의 구조적 이상이라는 관점에서 5등급으로 분류하여 그 정도에 맞는 치료법과 치료 기간을 표준화했습니다.6 또 어느 정도의 통증이 있느냐, 회복이 되었느냐에 따라 1주, 3주, 6주, 12주 정도의 기준에 따른 가이드라인을 제시했습니다.

2002년, 네덜란드에서 사고 후의 경과를 5군으로 나눠 시기에 따른 치료 목표와 치료 접근 방법을 명시한 가이드라인이 발표되었습니다. 1단계는 사고 후 4일 미만, 2단계는 사고 후 4일부터 3주, 3단계는 사고 후 3주부터 6주, 4단계는 사고 후 6주부터 3개월, 5, 6단계는 사고 후 3개월 이상으로 제시했습니다.

　이웃나라 일본에서는 1999년, 히라바야시가 진단, 치료 가이드라인을 제시했습니다. 그는 조금 더 단순화해서 사고 후 1주, 3주, 3개월의 시간으로 나눠서 시기에 따른 적절한 치료법을 제시했습니다. 급성기에는 환자를 안심시킬 것, 만성기에는 환자를 수용·지지·치료하여 외상의 자연 치유를 기다릴 것을 강조했습니다.[7]

〈목과 어깨 통증의 진단 및 치료 방법〉[8]

사고 후 경과 기간	치료 방법
급성기 (사고 직후부터 1주)	- 진단 결과와 지금 이후의 모두를 자세히 설명한다.(환자에게 신뢰를 얻고 안정감을 줄 수 있음) - 입원 지시와 점적을 피한다.(환자에게 중압감을 주는 것을 피할 수 있음) - 가벼운 국소 안정을 지시한다.(칼라를 장착하고 며칠간 유지하게 함) - 비스테로이드 소염제를 복용해도 좋다. - 가정생활과 사회생활을 제한하지 않는다.(일상생활로 돌아가 적극적인 활동을 하게 함)
아급성기 (사고 후 1~3주)	- 급성기와 거의 같은 처치를 한다. - 경추칼라, 견인, 온열치료, 근이완제를 투여한다.(단, 치료 기간의 단축이 확인되지 않음에 유의할 것)
만성기 (사고 후 3주~3개월)	- 증상이 남아 있어도 개선되는 모습을 보이면 자유치유에 맡긴다. - 개선되는 모습을 안 보이면 남은 증상에 맞는 전문의와 신경과에 진료를 의뢰한다.
초만성기 (사고 후 3개월 이후)	- 신경안정제와 항불안제, 항정신제의 투여를 검토한다.

현재 우리나라에서 교통사고 보상의 주체는 손해보험사이고, 적절한 치료가 행해졌는지 심사하는 곳은 국민건강보험공단 심사평가원입니다. 심사평가원의 심사 기준에서는 구조적 손상을 증명하기 어려운 염좌 환자인 경우 3주를 중요한 시점으로 봅니다. 골절이나 인대 파열을 동반하지 않는 환자는 추가 진단이나 소견 없이 3주 이상의 장기간 입원을 권장하지 않습니다. 한의원에서 행해지고 있는 교통사고 후유증의 중요한 치료법 중 하나인 추나요법의 기준도 있습니다. 사고 이후 3주 동안은 치료의 제한을 받지 않고 3주에서 11주, 11주에서 6개월, 6개월에서 1년에 따라 치료 횟수의 제한을 받습니다.

정선근 서울대 의과대학 재활의학과 교수 외 국내 의과대학 재활의학과 교수들이 번역한 《근골격계 질환의 진단 및 재활치료》라는 책에서는 교통사고 치료 과정을 3단계로 분류하고 있습니다. 치료의 가이드라인은 사고 후 72시간, 72시간~14주, 14주 이후로 급성기, 아급성기, 회복기 만성화 단계로 분류하여 치료하는 것이 일반적입니다. 2010년, 〈척추신경추나의학회 교통사고 상해 증후군 한의진료가이드〉에서는 1단계를 급성기 염증 단계(사고 후 72시간 이내), 2단계를 아급성기 복구 단계(사고 후 72시간에서 14주 이내), 3단계를 회복기 형성 단계(사고 후 14주에서 12개월 이내), 4단계를 만성화 단계(영구적 손상)로 나누나 실제 치료하는 입장에서는 크게 3단계로 설명하고 있습니다.

그렇다면 교통사고가 났을 경우 어느 정도까지 치료를 해야 할까요? 급성기에서 치료가 마무리 안 되면 아급성기로 치료를 이어가고, 거기서 또 회복이 지연되면 회복기 만성화 단계로 가는 것은 당연한데 이런 치료 예후 판정은 보통 사고 초기의 진단 시 어느 정도 감별이 가능합니다. 따라서 교통사고 후유증 환자의 초기 진단 시 통증과 장애에 대한 세심하고 적절한 평가가 이루어져야 합니다. 특히 만성화와 관련된 위험인자가 있는지를 세심히 점검해야 합니다. 교통사고 환자의 모든 통증과 장애가 사고와 직접적인 연관이 있는지도 판단합니다.

임상에서는 우선 골절, 탈구, 인대 파열 등의 손상으로 인해 수술, 보호대 등의 추가 조치를 취해야 하는지 판단합니다. 혹은 사고 후 트라우마를 포함한 신경정신적 요인이 있는지를 감별합니다. 그러고 나서 초기에 나타나는 심한 통증 강도, 국소적이면서도 넓게 퍼져 있는 통각의 과민, 운동과 감각의 기능 장애, 교감신경계의 기능 부전이 있는지를 봅니다.9 이런 요인들은 회복 기간이 장기간으로 이어질 가능성이 높은지 판단하는 근거가 됩니다.

쉽게 말해 방사선 사진에서 볼 수 있는 손상, 그리고 기타 정신적 충격 등을 제외한 염좌 환자를 우선 구별합니다. 이후에 염좌 환자 중에서 일반적이지 않은 심한 통증을 호소하는 환자, 살짝만 움직여도 많이 아파하고 상처 부위를 스치기만 해도 통증에 예민한 환자, 힘이 빠지거나 어지럼증이 있거나 감각을 이상하게 느끼는 환자, 가슴이 두근거리거나 깜짝깜짝 놀라고 잠이 안 오는 등 교감신경에 문제가 있는 환자들이 만성화로 진행될 수 있으므로 특히 주의 깊게 치료를 해야 합니다. 더불어 외상 후 스트레스 증후군도 고려해야 할 부분입니다. 다양한 치료가 교통사고 후유증을 최소화하는 데 도움이 되지만 외상 후 스트레스 증후군을 가진 환자에게서는 치료 효과가 적게 나타날 수 있습니다.

먼저 사고 후부터 72시간 동안의 급성기 치료에 대해 살펴보겠습니다. 사고 이후 골절, 탈구 혹은 기타 구조적 손상을 판별하기 위해 방사선 검사를 시행하고 만성화될 수 있는 요인이 없는지를 점검합니다. 그 중 통증이 심한 환자는 입원 치료를 하기도 합니다.

여기서 두 가지 관점이 있습니다. 사고 후 움직임의 제한과 급격한 통증의 변화가 있을 수 있고, 골절의 가능성을 염두에 두어야 하기에 초기에 침상 안정을 권하기도 합니다. 하지만 최근의 연구에서는 빠른 교육과 치료를 병행해야 한다는 의견이 더 지배적입니다. 환자는 가능한 빠른 시간 안에 양질의 상담과 교육을 받고, 통증을 가능한 빨리 경감시키는 치료를 행해야 합니다. 이때 여러 종류의 약물과 치료요법이 포함됩니다.

약물요법은 보통 비스테로이드성 소염진통제NSAIDs나 근이완제가 효과적인 약제로서 사용됩니다. 혹은 한의원의 한약제재도 포함됩니다. 깁스나 반깁스 등의 안정, 고정하는 보호대를 급성기에 흔히 사용하기도 합니다. 보호대의 착용은 1~2주를 넘지 않도록 하자는 의견이 대세입니다. 더불어 온열치료, ICT, TENS 같은 전기치료도 도움이 됩니다. 도수치료(양방에서 손을 이용한 여러 종류의 물리치료요법, 한방의 경우 추나요법), 근막의 경직을 풀기 위한 글라스톤 테크닉을 포함한 수기치료도 의미가 있습니다. 통증을 유발하지 않는 상태의 움직임을 만드는 운동요법도 권장합니다. 침치료의 유용성에 대한 보고도 있습니다.

급성기 치료의 핵심은 아급성기, 회복기 만성화 단계로 가지 않도록 환자에게 올바른 교육과 빠른 통증 경감을 위한 치료를 시행하는 것입니다. 심리적 불안에서 벗어나 무조건 안정을 취하는 것보다 가볍거나 제한적으로라도 움직임을 시작하게 하는 것이 중요합니다. 이때 주의해야 할 사항이 있습니다. 바로 '적극적인 움직임이 최선은 아니라는 점'입니다. 즉, 사고 후 초기에 아프다고 무조건 쉬라는 말도 옳지 않으며, 그렇다고 해서 아픈데 억지로 일상에 복귀해 운동, 생활을 하라는 의미도 아닙니다.

통증이 없는 범위 내에서 운동, 생활을 해야 합니다. 교통사고가 난 지 얼마 안 돼서 아직 목을 움직이면 뜨끔뜨끔한데 직장에 복귀해 예닐곱 시간 컴퓨터 작업을 한다면 통증이 만성화될 수 있습니다. 계속 누워서 속절없이 침상 안정만 취하면 좋지 않다는 것이지, 예전처럼 생활하라는 것은 아닙니다. 목, 허리의 재활운동도 그런 관점에서 시행합니다. 급성기 후기 혹은 아급성기 운동요법은 누운 자세에서 하도록 권합니다. 해당 근육을 안정화시킨 후 제한된 운동을 해야 합니다. 제한된 범위 내에서 통증을 유발하지 않으면서 운동 가동성을 주는 도수치료나 추나요법 등의 수기치료는 의미가 있습니다.

여기서 잠깐, 추나요법과 도수치료에 대해 헷갈려 하실 수 있으니 간단히 설명해드리겠습니다. 양방의 도수치료는 물리치료의 일종으로 진단 과정은 의사가, 치료 과정은 물리치료사의 물리치료 행위로 분리되어 시행되고 있습니다. 그에 반해 한방의 추나요법은 한의치료 행위의 일종으로 한의사에 의해 진단 및 치료되고 있습니다. 역사적으로 도수치료는 유럽의 접골술에서 기원했는데 이후 정골요법과 카이로프랙틱 chiropractic으로 발전되어 도수치료라는 것으로 발전했고, 추나요법은 중국의 추나에서 기원해서 한의학의 '전인론', '평형개념'과 결합되어 전통

적 추나와 국외의 여러 수기요법을 한국인의 체형에 맞게 발전시켰습니다.[10]

참고로 2019년 4월 8일부터 추나요법이 건강보험에 적용되기 시작했습니다. 양방의 도수치료는 아직 건강보험 적용 대상이 아닙니다.

그다음 사고 후 72시간부터 14주까지의 아급성기 치료에 대해 살펴보겠습니다. 앞에서 언급했듯이 만성화될 수 있는 위험인자에 대한 관리가 필요합니다. 급성기에서의 유용한 치료가 계속 이어집니다. 일반적으로 아급성기 환자는 급성기 환자보다 어느 정도 동작을 할 수 있고, 통증이 줄어들며 움직임이 증가합니다. 이를 고려한 치료 전략이 필요합니다.

환자의 특정 관절이나 척추 움직임의 장애, 기능 저하를 완화하기 위해 움직임, 저항의 강도를 주의 깊게 올릴 수 있게 합니다. 이를 위한 도수치료, 추나요법을 포함한 수기요법이 급성기보다 더욱 적극적으로 행해져야 합니다. 특히 아급성기로 이행하는 환자는 신경학적 소견(저리거나 당기는 느낌 혹은 감각 이상)이 있는 경우가 많으므로 천천히 관절 가동 범위를 늘리는 동시에 수동적, 능동적 신경조직 가동화 기법 같은 추나요법이 필요합니다.

이 시기에는 잘못된 움직임으로 인해 만성화될 수 있는 요인을 제거해야 합니다. 과긴장된 근육을 풀어주고, 약해진 근육을 강화시키기 위한 치료와 운동 전략이 필요합니다. 과긴장된 근육은 침치료, 물리치료, 글라스톤 테크닉, MET^{Muscle Energy Technique}를 포함한 추나요법, 자가 스트레칭 운동, 약해진 근육은 척추 안정화 운동을 포함한 일체의 안정화 운동을 응용할 수 있습니다.

MRI를 통한 최근의 연구에서는 만성기로 진행된 환자들이 대조군에 비해 경추 신전근(목의 폄근육)의 심층부(깊은 곳), 천층부(얕은 표면)에서 지방이 축적되는 것을 확인했습니다. 특히 그중 대·소후두직근, 다열근 같은 심층 근육에서 지방 축적이 많았습니다.[11] 척추에서 깊은 근육은 안정성에 관여하고, 여러 관절에 있는 얕은 근육은 운동성에 기여합니다. 깊은 근육의 안정성을 올리는 치료 전략이 필요합니다.

목을 예로 들면 심부 굴곡근의 훈련이 필요합니다. 더불어 균형 능력이나 감각을 재훈련하기 위한 운동을 계획합니다. 유산소 운동을 점진적으로 행하는 것도 추천합니다. 유산소 운동의 효과는 익히 알려진 대로 혈류 증가, 근육과 신경 조직에 대한 산소 공급 증가, 스트레스 관련 화학인자의 조절, 면역체계 향상, 기억력 증진, 수면 장애 감소, 기분 전환 등입니다.

결론적으로 급성기보다 수동적인 치료에서 벗어나 점진적인 신체 활동, 움직임을 통합한 적극적인 치료가 어느 시기보다 중요합니다. 이후 만성으로 악화되지 않기 위해 약물의 의존도를 낮추면서 통증의 회복으로 갈 수 있도록 해야 합니다.

끝으로 사고 후 14주 이상 회복기 만성화 단계의 치료 가이드라인을 알아보겠습니다. 조금 더 세부적으로 나누면 사고 후 12개월 이상이 지나도 통증이 유지되면 만성화 단계라 합니다. 이 기간까지 의미 있는 증상의 호전이 없는 환자는 대부분 만성통증으로 발전합니다. 이 시기의 환자는 중추신경계가 잘 조절되지 않고, 통증 감각의 민감성이 계속 이

어지며, 2차적인 통증 과민도 보일 수 있습니다. 치료, 운동으로 근육, 관절 등의 조직에 들어오는 신호를 모두 신체에서 통증으로 인식하게 됩니다. 외상 후 스트레스 장애를 겪기도 합니다.

아급성기의 능동적인 신체 활동, 움직임을 만들 수 있는 적극적인 치료 개입이 이어지면서 정신의학과적인 부분에서의 다각적인 접근이 필요합니다. 만성화 단계의 이상적인 치료 목표는 환자가 통증에 대해 충분히 인식하며, 자립심을 갖고 자기관리 능력을 키우는 데 있습니다. 의료인의 도움 이외에도 가족과 지인들의 격려가 필요합니다.

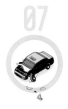

07 교통사고 후유증,
철저한 관리가 회복의 지름길이다

건강은 자신에게 관심을 갖고 있는 사람에게 자비의 손을 내민다.
- 베이컨

그렇다면 치료와는 별도로 교통사고 후 관리는 어떻게 해야 할까요? 해당 부위의 손상, 통증의 정도에 따라 일률적으로 적용하기는 어렵지만 크게 3단계로 나눕니다. 우선 사고 후 72시간 이내의 급성기부터 말씀드리겠습니다.

급성기에는 안정이 최우선입니다. 발목이 삔 경우를 예로 들어보겠습니다. 길을 걷다가 무심코 땅이 푹 꺼진 곳을 디디면 발목이 꺾입니다. 이때 통증이 찾아오면서 발목의 복숭아뼈 주위가 붓는 것을 느낍니다. 붓고 열이 나고, 멍이 들기도 하지요. 한동안 움직이기도 힘들고 통증이 있어 반사적으로 그쪽 발을 디디지 않으려 하게 됩니다.

교통사고가 난 직후 역시 그렇습니다. 타박상만 조금 있거나 직접적인 충격이 없을 수도 있지만 사고가 난 직후부터 72시간 이내를 통상 급성기라고 봅니다. 이때는 해당 부위에 예상치 못한 과도한 움직임이 일어남에 따라 근육이나 인대 조직의 긴장이 일어납니다. 붓거나 멍이 들지 않더라도 급성기에는 안정이 우선입니다. 추가적으로 조직의 부종(부어오름)이 있을 수 있으므로 핫팩보다는 아이스팩이나 얼음찜질을 하는 것이 좋습니다.

가끔 환자들이 치료 후 다음 날 더 아프다고 하는 경우가 있습니다. 이때 자세한 이야기를 들어보면 사고 후 관리를 잘못한 사실을 발견할 수 있습니다. 사고 후 목이나 허리가 뻐근하다고 평소 하지도 않던 운동이나 스트레칭을 하면 더 아플 수밖에 없습니다. 혹은 사고 후에도 그전처럼 오래 앉아 일을 하거나 운전을 장시간 해도 다음 날 더 아플 수 있습니다.

급성기 초기에는 안정이 우선입니다. 안정은 침상 안정을 원칙으로 합니다. 누워서 안정을 취해야 합니다. 차에 탑승한 채 사고가 나면 대체로 목뒤에서부터 허리로의 뒷면 충격이 많습니다. 척추 주변에 충격을 받은 이후에 척추 주변의 심부근육통(깊은 근육통)이 많이 생깁니다. 척추 주변의 심부근육은 우리가 인지하지 못하는 사이에 목을 지탱하고 허리를 지지하는 역할을 합니다. 그러하기에 앉아 있을 때에도 사실 일을 하는 것이지요. 척추 주변 근육, 인대가 일을 하지 않게 만들려면 앉지 말고 누워야 합니다. 그런데 이렇게 말하는 사람도 있습니다.

"저는 바로 누워도 아픈데요. 엎드리기도 힘들고요. 이럴 때에는 어떻게 눕나요?"

척추 뒷면 근육, 인대의 긴장이 심하면 허리를 쭉 펴는 게 힘이 듭니

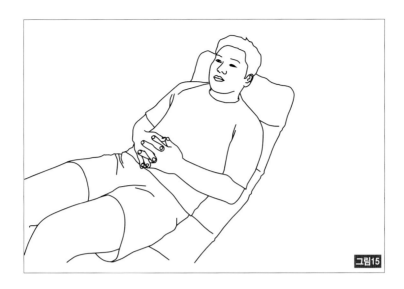

그림15

다. 똑바로 펴면 머리에서 발가지 고무줄이 팽팽해지는 것처럼 느껴져서 허리를 굽히게 됩니다. 긴장이 심하면 허리를 펴기도 힘들어집니다. 그런데 눕는 것도 마찬가지로 허리를 펴게 되는 것이지요. 이 경우에는 허리를 덜 펴고 눕는 것이 좋습니다. 허리와 무릎을 약간 굽혀서 눕는 것입니다.

"허리를 안 펴고 어떻게 눕나요?"

이렇게 물을 수도 있는데 구부정한 자세를 만들면서 누우면 됩니다. 옆으로 누워 새우잠을 자듯이 누울 수도 있고요. 바로 눕고 싶다면 무릎을 약간 굽혀 무릎 밑에 베개를 받쳐둡니다. 그러면 허리를 쭉 펴는 게 아니라 조금 구부정하게 눕게 되는 것이지요. 옆으로 누울 때에도 조금씩 튜닝이 필요합니다. 허리를 10도로 굽히는 게 편한지, 30도로 굽히는 게 편한지, 제일 편한 각도를 미세하게 조절하면서 제일 아프지 않은 각도로 눕습니다.

불편한 것을 참아가면서 누우면 쉬는 게 아니라 계속 긴장하게 됩니다. 베개를 받치고 바로 누울 때도 그렇습니다. 베개를 받치면서 상체 전체를 약간 조절해야 합니다. 상체 밑에 이불을 받치면서 제일 불편하지 않은 각도를 만들도록 합니다. 무릎 각도도 편한 자세를 조절하도록 합니다.

"허리는 그렇다 하더라도 다리는 어떻게 하나요?"

옆으로 누울 때 추가 팁이 하나 더 있습니다.

다음 페이지의 **그림16** 과 같이 오래 누워 있으면 넓적다리(고관절)와 골반의 불균형을 유지하고, 위쪽 넓적다리의 내회전(안쪽 회전)이 일어납니다. 흡사 위의 좌측 다리를 꼰 것처럼 되는 것입니다. 옆으로 누운 자세에서 넓적다리는 내회전이 걸리지 않으면서 골반 넓이만큼 유지하는 것이 좋습니다. 이를 위해 양 무릎 사이에 베개를 받칩니다.

목, 어깨의 경직이 심할 때에는 또 어떻게 할까요? 등허리의 긴장이 있을 때의 안정과 비슷합니다. 두 가지 원칙이 그대로 적용됩니다. 하나는 불편한 자세를 피하도록 모니터링하면서 그 자세를 찾아 유지하는 것이고, 또 하나는 중립자세를 유지하는 것입니다. 필요 없는 회전이 걸리지 않고 원래의 각도를 유지하는 것이지요.

바로 눕는 자세를 먼저 살펴보겠습니다. 등허리를 살짝 조절해서 약간 구부정하게 하는 것처럼 목도 그렇게 되도록 베개로 조절합니다. 평상시에는 베개가 너무 높아도, 너무 낮아도 안 좋지만 사고를 당한 지

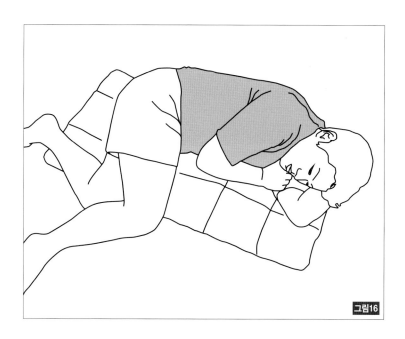

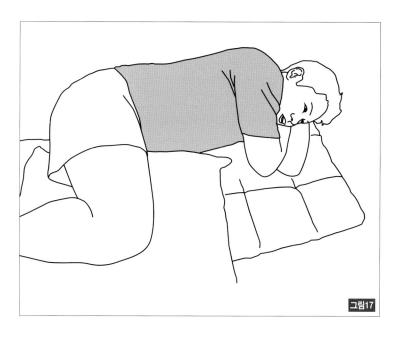

얼마 안 된 급성기에는 적용되지 않습니다. 비정상적인 상황이기에 베개의 각도도 평상시와 달리 조절해야 합니다. 제일 긴장이 덜 되는 자세, 제일 편한 자세로 조절을 합니다.

그다음 중립자세를 유지하라고 했지요? 그건 눕고 나서 목을 한쪽으로 오랫동안 회전시키지 말라는 말입니다. 목을 지나치게 숙이지도 말고 지나치게 뒤로 젖히지도 않으면서 그냥 바닥에 수평을 유지하는 자세를 이야기합니다. 편중되게 한쪽으로 목을 돌려 오랫동안 누우면 또 다른 2차적인 통증, 변위(위치의 변화)를 이끌어내기 때문입니다.

여기서 잠깐, 예외가 있습니다. 사고 당시 측면추돌 혹은 측후방추돌 등 한쪽으로의 편중된 손상이 있을 때에는 이야기가 달라집니다. 손상의 좌우 차이로 인해 목을 회전함에 따라 아픈 각도가 있고, 안 아픈 각

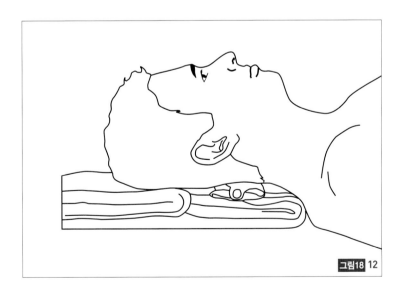

그림18 12

도가 있을 수 있습니다 이때는 중립자세 원칙에서 예외입니다. 더 큰 원칙은 안 아픈 자세, 긴장되지 않는 자세로 안정을 취하는 것입니다.

그다음 옆으로 눕는 자세에서 목과 어깨를 보겠습니다. 이 경우에도 앞의 원칙이 그대로 적용됩니다. 베개의 부피, 크기 정도를 조절하면서 자신이 제일 편한 자세로 눕습니다. 경추 곡선의 과도한 중립 위치에서의 어긋남을 최소화하면서 눕습니다.

이때 한 가지 더 주의할 사항이 있습니다. 바로 어깨 부분입니다. 바닥에 깔린 어깨가 너무 안쪽 회전이 걸린 상태로 오래 누워 있으면 어깨가 한쪽 방향으로 웅크리는 자세처럼 되어 '굽은등 증후군'이라는 부정렬(불균형)이 생길 수 있습니다. 그리고 가능하면 한쪽으로만 눕기보다는 수시로 자세를 바꿔주는 것이 좋습니다.

다음으로 급성기가 지났을 때에는 어떻게 관리해야 할까요? 사고 후 72시간 이내의 급성기를 지나 사고 후 72시간~14주 이내의 아급성기가 되면 급성기의 안정 위주의 관리에서 조금씩 변화를 줍니다. 이 시기(사고 후 일주일이 지난 시기 혹은 그 이후인 3주 이후)에는 무조건 안정만이 능사가 아닙니다. 이제 재활치료의 시작으로 넘어가야 합니다. 골절이 아닌 염좌 정도의 입원 치료는 통상적으로 사고 후 3주 정도면 종결됩니다. 이 부분은 사실 이견의 여지가 있습니다. 방사선 사진만으로 환자의 치료 단계를 100퍼센트 정할 수는 없습니다. 치료 적정성을 평가하는 국민건강보험 심사평가원의 일률적인 기준하에 현실적으로 염좌 치료는 3주 이상 입원이 힘듭니다.

이 시기에는 보조기 착용과 안정만을 권하지 않습니다. 안정보다 적당한 움직임이 필요한 때입니다. 하지만 적당한 일상생활이 가능하다는 것이지, 격렬한 운동이나 과도한 활동을 해도 된다는 뜻은 아닙니다. 재활운동의 시작 단계일 뿐 그전처럼 운동을 하라는 말은 아닙니다. 통증이 없는 범위 내에서의 걷기, 일상활동 등은 괜찮지만 달리기, 에어로빅, 헬스 트레이닝, 골프 등을 바로 하는 것은 조심해야 합니다. 감각 과민을 가진 환자의 경우에는 더욱 조심성을 갖고 천천히 움직임을 증가시켜나가면서 관리를 해야 합니다.

급성기 이후에는 아이스팩에서 핫팩으로 넘어갑니다. 급성의 부종을 해결하기 위한 찬 자극보다, 이제는 혈액순환을 촉진시키는 핫팩이 더 의미가 있습니다. 여기서 잠깐 아이스팩, 핫팩에 대해 설명을 해보겠습니다.

핫팩과 아이스팩의 목표와 효과는 분명 다른데 이를 구별하지 못하는 분들이 많습니다. 잘 모르고 사용하면 오히려 치료에 방해가 되기도 하고, 잘못 사용했을 때에는 핫팩으로 인해 화상을 입는 2차적인 문제도 생길 수 있으므로 주의해야 합니다.

핫팩은 피부 표면 조직의 활성화에 기여합니다. 특히 피부 혈관을 확장하여 빠른 회복에 도움이 됩니다. 호흡을 증가시키고 대사를 증가시켜 몸 전체의 신진대사를 촉진하지요. 더불어 긴장된 근육을 이완시키는 데에도 도움이 됩니다. 그에 반해 아이스팩은 혈관을 수축하는 작용을 하지요. 그러다 보니 급성기 초기에 멍이나 붓기가 있을 때에는 이를 진정시키기 위해 아이스팩을 합니다. 결론적으로 급성기 초기 붓기가 있을 때에는 아이스팩을 하고 이후에는 핫팩으로 넘어갑니다.

통증은 심하고 빨리 낫고 싶어 핫팩을 주구장창 하는 경우도 많습니다. 지나치면 안 한 것만 못한 법, 뭐든지 과유불급입니다. 핫팩은 일반적으로 40~45도 정도가 적당합니다. 45도 이상이 되면 화상과 같은 조직 손상의 우려가 있습니다. 시간은 10~15분 정도가 적정합니다. 간혹 '낮은 온도로 뜨겁지 않게 하는 것은 괜찮겠지' 하는 마음으로 계속하다가 저온 화상을 입기도 합니다. 허리나 어깨 주변 피부에 화상을 입지는 않아도 피부가 변색된 환자도 제법 보았습니다. 핫팩을 너무 오래 해서 그럴 수 있습니다.

파스는 엄밀히 구별하면 핫팩보다는 아이스팩에 더 가깝습니다. 대체로 시원한 멘톨 성분이 피부 표면에 찬 자극을 만들어냅니다. 그러하기에 파스나 찬 스프레이는 아급성기에 별로 의미가 없지요. 하지만 고정시키는 의미는 조금 있으니 그렇게 해롭지는 않습니다. 다만 아급성기까지 너무 오래 반복적으로 파스를 붙이면 피부발진 등이 일어날 수 있기는 하지요.

그렇다면 손상 부위가 척추 주변이 아니라 발목, 손목 등의 사지 말단이라면 어떻게 할까요? 예를 들어 발목의 인대 염좌 혹은 골절로 발목이 부었다면 어떻게 조리를 해야 할까요? 급성기 초기에 부종이 있으면 그 부위를 반깁스 또는 깁스로 고정하고 심장보다 높이 위치하게 하면서 안정을 취하는 것이 좋습니다. 심장보다 높게 해야 혈류순환이 되면서 부종이 빠지는 데 도움이 되니까요. 오래 앉아 있으면 다리가 붓듯이 혈류순환도 중력의 영향을 받으므로 심장보다 높게 해야 덜 붓습니다.

추가로 보호대에 대해서도 말씀드리겠습니다. 시멘트를 잘 칠한 후

건드리지 않아야 잘 굳는 것처럼 우리 조직도 그렇습니다. 손상된 뼈, 근육, 인대는 시간이 흐르면서 회복력을 가지는데 어긋나게 붙으면 그대로 고정되기 쉽습니다. 그래서 사고 이후 골절이면 깁스, 염좌이면 반깁스를 하지요. 특히 사고 초기에 고정이 필요합니다. 그런데 고정의 치료 기간도 모두 똑같이 적용되지 않습니다.

척추 수술 후 병원에서는 움직임을 최소화하고 고정시키기 위해 한동안 복대를 차도록 하는데요, 어느 정도 회복이 되어도 복대를 사시사철 차고 계시는 분들이 있습니다. 할머니 환자분들 중에 이런 경우가 많습니다. 한여름에 가만히 있어도 더운데 땀띠가 나도록 복대를 차고 있지요. 복대를 차는 게 편해서 그런 것입니다. 우선 복대를 차면 힘이 없는 허리가 지지가 되거든요. 허리도 덜 아프고 오래 앉아 있는 것도 가능해지고, 그러다가 복대를 빼면 왠지 불안감을 느끼기도 합니다. 그래서 복대를 하는 기간이 2~3주가 한 달이 되고, 한 달이 3개월이 되고, 1년이 되는 것입니다.

보호대에 너무 의존해서는 안 됩니다. 보호대는 급성기 초기에 움직임을 최소화하기 위한 보조수단일 뿐입니다. 결국 스스로 생활할 수 있을 때까지 치료, 재활을 해야 하는 것입니다.

퀘백의 특별임상연구에서는 '항염증제와 진통제, 훈련된 사람에 의한 단기간 도수치료와 가동화, 능동적 치료는 편타 손상 치료 시 유용하다. 하지만 장기간의 보조기 착용, 휴식, 비활동은 편타 손상 장애를 오래 지속시킬 가능성이 있다. 편타 손상 환자에게 줄 중요한 메시지는 통증은 해롭지 않으며 대개 짧게 지속되고 조절 가능하다는 것이다'라고 결론

내렸습니다.[13]

사고 이후 급성기, 아급성기, 그다음은 회복기 만성화 단계입니다. 회복기 만성화 단계는 사고 후 14주 이상을 말합니다. 회복기 만성화 단계의 관리는 재활을 목표로 합니다. 이 시기에는 외상이나 질병의 치유를 넘어서 장애를 예방하거나 후유증을 최소화하는 것을 목표로 합니다. 거기에 더해 떨어진 운동능력의 향상까지를 재활의 목표로 합니다.

급성기의 입원 혹은 가정에서의 충분한 휴식에서 벗어나 직장도 다니고 일상생활을 하게 되는데 어떻게 지내야 하는지 조금 더 자세히 말씀드리겠습니다.

무조건 침상 안정을 취해야 하는 지겨운 시간에서 벗어나 조금씩 움직임이 가능한 시간이 되었습니다. 처음의 급성기에는 목을 살짝만 돌려도 뜨끔하고, 침대에서 일어나려고 해도 천천히 일어나고, 세수를 하기도 힘들고 머리를 감기도 힘들었는데 조금씩 움직일 만해집니다. 그러면 학교나 직장도 다니고, 이제 집에서 가사일도 하기 시작하지요.

앞에서 활동은 가능하다고 했지만 격렬한 운동이나 과로는 피하라고 했습니다. 급성의 근육, 인대의 염좌는 조금씩 회복되었으나 아직 무리하면 불편한 점을 느끼기 시작합니다. 허리, 목의 척추 주변이 다친 경우에는 이제 평상시의 활동은 괜찮은 것 같지만 오래 앉아 있으면 피로감이 찾아옵니다.

예전에는 온종일 운전을 하거나 컴퓨터 작업을 한다고 앉아서 근무해도 몰랐는데 20~30분만 앉아 있어도 허리가 뒤틀립니다. 조금만 앉아 있어도 허리가 묵직해집니다. 학생들은 수업을 들으려 해도 1교시 수업

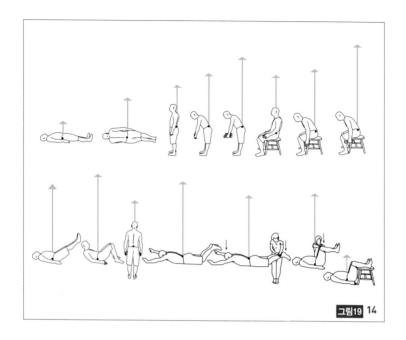

그림19 14

을 온전히 못 들을 정도로 불편합니다. 허리가 불편하다 보니 앉아 있으면서 동작을 이렇게 해보았다가 저렇게 해보았다가 이리 들썩, 저리 들썩 하게 됩니다. 급성 염좌는 좀 나았는데 아직 근육, 인대의 힘이 온전히 돌아오지 않았습니다.

사실 척추는 오래 앉아 있을 때 제일 무게가 많이 걸립니다. 앉아 있는 게 쉬는 것처럼 보이지만 쉬는 게 아니라 일을 한다고 앞에서 말씀드렸지요. 사무실 근무, 운전, 수업을 듣는 것 모두 힘이 들고 사고 전하고 다릅니다. 아직 교통사고 후유증 치료가 끝이 난 게 아닙니다. 이럴 때는 자주 일어나는 것이 좋습니다. 운전도 장거리, 긴 시간 하는 것은 좋지 않고 차를 긴 시간 타는 것도 삼가야 합니다. 척추에 오랜 시간 연속

해서 무게가 걸리지 않게 자주 일어나 살짝 허리를 펴주고, 몇 발자국 잠시 걸으면서 풀었다가 다시 앉아서 일상의 활동을 할 것을 권합니다.

한 가지 더 말씀을 드리자면 급성기에 병가를 내서 입원 혹은 집에서 안정을 취하다가 출근을 해보면 밀린 일이 많습니다. 상처가 없다 보니 동료들 눈에는 다 나은 것처럼 보일 수 있습니다. 그러나 사실은 아직 불편합니다. 불편한데 그동안 밀린 일을 한다고 무리해서는 안 됩니다.

이제 침상 안정이 끝난 것일 뿐 아직 갈 길이 남은 것입니다. 퇴근 후 밀린 일을 하기보다 아직은 일과 후에 충분히 휴식을 취해야 합니다. 물론 참 어려운 일입니다. 남들 눈에는 멀쩡해 보이는데 아프다고 일찍 퇴근하기가 눈치 보이기도 합니다. 그래서 외상이 보이지 않는 교통사고 환자들은 오해를 받습니다. 오해를 받아도 어쩔 수 없습니다. 아픈 것은 남들이 알아주지 못합니다. 가족이라도 이해 못 합니다. 추후 교통사고 후유증으로 계속 고생하지 않으려면 지금 이 시기가 중요합니다. 조리, 관리를 초기에 잘해서 후유증 없이 치료를 해야 하니까요.

가정에서의 생활은 어떻게 하나요? 퇴근 후 빨리 쉬는 게 좋다고 했는데 퇴근하고 스마트폰을 오래 만진다거나, 컴퓨터를 오래 본다거나, TV 시청을 하는 것은 모순이겠지요. 이러한 동작들이 또 목을 지탱하는 목 뒷면, 등허리의 근육 긴장을 유발하니 쉬는 게 쉬는 것이 아닌 게 됩니다.

급성기가 지났으니 무조건 침상 안정을 취할 단계는 지났습니다. 이제 일상생활을 조금씩 해도 됩니다. 통증이 없는 범위 안에서 가벼운 산책도 가능합니다. 하지만 긴 시간 앉아 있거나 서서 집안일을 하는 것은 아직 조심해야 합니다. 일을 하다가도 통증이 나타나면 멈추어야 합니다. 그리고 그다음 단계인 재활운동으로 넘어갑니다.

교통사고 후 근육별로 다른 치료 접근법

염좌, 타박 등으로 인한 외상 이외에 잘못된 자세, 지속적인 자극, 잘못된 운동 패턴, 만성통증 후 근육이 어떻게 반응하는지에 대한 연구는 많이 이루어지고 있습니다. 인체의 근육은 자세유지근postural과 속성phasic, 운동근mobilizer과 안정근stabilizer, 표재성superficial과 심부deep, 다관절성polyarticular과 단관절성monoarticular으로 구별하기도 합니다. 그중 가장 보편적으로 사용되는 모델은 '자세유지근'과 '속근', 그리고 그 근육들의 작용을 설명한 것입니다. 여기서 속성은 속근육deep이 아닌 빠른 연축반응(한 차례의 자극으로 근육이 오그라들었다가 이완되어 다시 본래의 상태로 되돌아가는 과정)을 일으키는 근육의 유형을 말합니다.

좀 더 쉽게 설명해보겠습니다. 근육은 짧은 시간의 자극 혹은 외상, 잘못된 자세로 인한 장시간의 자극을 받을 수 있습니다. 이때 크게 두 가지로 분류되는 근육군에 따라 반응이 다르게 나타납니다. 그중 자세유지근은 자극을 받으면 수축해서 팽팽해지는 경향이 있고, 속근은 매우 빨리 피곤해지며 약화되는 경향이 있습니다. 근육의 특성에 따라 치료를 달리 시행해야 합니다.

손상된 근육을 회복시키기 위해서는 관절의 움직임을 자유롭게 하고, 과긴장된 근육을 이완시키고 결합조직의 길이를 신장시킨 다음, 근육 강화와 협응 운동 프로그램을 시작해야 합니다. 재활전문가 크레이그 리벤슨은 무조건적인 근육 강화 운동보다는 긴장된 근육을 먼저 이완시킨 다음 운동을 해야 한다고 강조합니다. 긴장된 근육이 이완되기 전에 약해진 근육으로 무리하게 운동을 하면 오히려 체형이 틀어질 수 있고, 또 다른 외상의 위험에 노출되기 쉽기 때문입니다.

요방형근을 예로 들어보겠습니다. 요방형근은 허리 주변을 둘러싸고 있는 사각형 모양의 근육으로, 허리의 회전 동작을 만들어내는 역할을 합니다.

무거운 것을 들다가 허리가 뜨끔하는 일이 종종 있습니다. 흔히 담에 걸렸다고 하지요. 이때 한쪽 요방형근에 염좌가 발생할 수 있습니다. 한쪽 요방형근이 갑자기 염좌가 되면서 수축됩니다. 수축되어 움직임이 정상이 아니게 되면 몸은 한쪽으로 기울어집니다. 좌측의 요방형근이 수축되면 우리 몸은 좌측으로 기울어지고 우측 엉덩이가 옆으로 빠진 자세로 틀어집니다.

그렇게 되면 좌측으로 기울이는 옆구리 운동은 가능한데 우측으로 하는 옆구리 운동은 힘이 듭니다. 좌측으로 옆구리 운동을 하려면 우측 요방형근이 잘 작동하여 늘어나야 하고, 우측으로 옆구리 운동을 하려면 좌측 요방형근이 늘어나야 하지요. 그런데 한쪽만 잘되고 다른 한쪽은 잘 안 됩니다. 이때 한쪽 요방형근이 수축된 것을 치료하지 않은 채 운동을 하면 잘되는 쪽으로만 계속하게 됩니다. 그럴수록 우리 몸은 더 틀어집니다. 우선 수축된 근육부터 치료하고 이후에 운동을 해야 하는 이유입니다.

결론적으로 '스트레스 부하를 줄이기 위한 충분한 치료 이후 안정성 기능을 향상시켜야 하는 것'입니다. 과긴장된 근육을 이완시키기 위해서는 침자극을 통한 치료, 추나요법 중 근에너지기법MET, 자세이완기법 PRT, 여러 종류의 근막이완술을 쓸 수 있고, 기타 물리요법들도 의미가 있습니다. 이런 치료법을 통해 근육을 충분히 풀어놓고 이후에 근력 강화 운동을 진행해야 합니다.

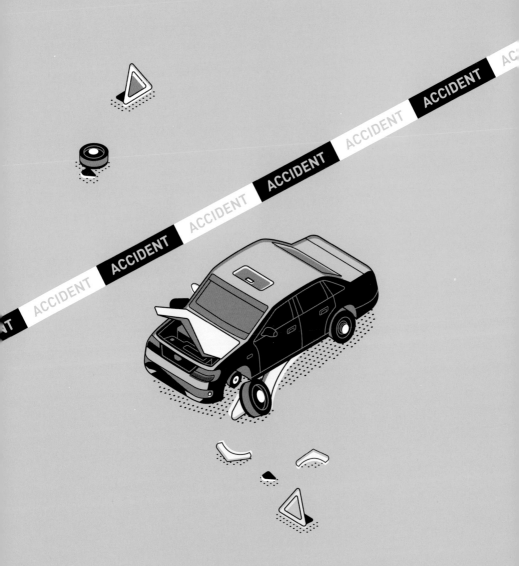

오랜 시간이 지나도
통증이 사라지지 않는다면?

긴 시간 입원 치료를 하면서 손상된 부분을 안정시키는 것도 중요하지만 다른 부분의 근육, 인대, 관절이 오랫동안 움직이지 않으면서 생긴 문제도 해결해야 합니다. 수술 후 재활치료, 운동이 필요합니다. 재활치료는 아주 조금씩 몸에 무리가 안 가도록 진행해야 합니다. 관절의 움직임 또한 조금씩 늘려가야 합니다.

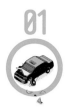

01 만성통증이 되지 않도록 재활치료를 꼭 해야 한다

건강을 위해 충분한 시간을 배려해주어야 한다.
- 몽테뉴

사고는 늘 예상치 못한 순간에 찾아옵니다. 어느 환자분이 결혼식을 앞두고 큰 사고를 당했다며 찾아왔습니다.

"2주 전에 교통사고가 났는데요, 사고 다음 날부터 허리가 뻐근하게 아파서 굽히지도 펴지도 못했어요. 그래서 병원에 가서 엑스레이를 찍고 안 되겠다 싶어 입원을 했습니다. 다행히 뼈는 괜찮다 하는데 아직도 힘이 듭니다. 사실 다음 주가 결혼식이라 걱정이 많습니다. 이래 가지고 결혼식은 어떻게 하고, 신혼여행은 또 어떻게 갈지 모르겠습니다. 아직 입원 중인데 병원에 외출 허가를 받고 이렇게 왔습니다."

움직임을 평가해보니 허리가 거의 굽혀지지 않고, 펴기도 힘들어했습니다. 잠시 앉아 있기도 불편해 보였습니다. 아직 허리 주변 근육의 경직이 풀리지 않은 상태였습니다. 결혼식 준비는 꿈도 못 꾸고, 온종일 누워 있는 상황이 참 딱했습니다. 그분은 다음 주에 결혼식을 올려야 하니 급한 마음에 입원 중 외출 허락까지 받으면서 우리 병원에서 매일 치료를 이어갔습니다.

결혼식 날 하루 종일 서 있어야 하고, 하객들에게 허리 굽혀 인사도 해야 하는데 과연 할 수 있을지 걱정이 앞섰습니다. 그런데 그보다 더 큰 걱정이 있었습니다. 결혼식 이후 하와이로 신혼여행을 가야 한다는 것이었지요.

어느덧 결혼식 전날, 그분은 또 내원을 했고 그래도 매일 보던 환자분의 결혼이니 비행기를 탈 때 붙이라고 파스 몇 장을 챙겨드리며 몰래 축의금 봉투를 넣었습니다. 그로부터 열흘 후 그분이 다시 병원을 찾았습니다. 과연 결혼식은 어떻게 올렸고, 신혼여행은 잘 다녀왔는지 궁금했습니다. 그래서 얼굴을 보자마자 안부를 물었습니다.

결혼식은 허리 전체에 큰 복대를 하고 억지로 올렸다고 했습니다. 엉거주춤하지만 하객들에게 인사도 하면서 말이지요. 오래 앉아 있기가 힘들었을 텐데 하와이로 신혼여행은 잘 다녀왔는지 묻자 이렇게 답했습니다.

"비행기가 뜬 지 얼마 안 되었을 때에는 앉아 있을 만했는데 시간이 지날수록 아파왔습니다. 다행히 승무원이 제일 뒷자리의 빈자리로 안내를 해주어 누워서 갔습니다. 앉아 있을 때에는 너무 아팠는데 누워 있으니 그나마 갈 만했습니다. 하와이에 가서도 누워 있다가 살짝 움직이기를 반복하면서 쉬다가 왔습니다."

사실 교통사고 후유증이 만성기로 접어들 때 가장 큰 불편함은 '오래 앉아 있기 힘들다'는 점입니다. 사고 이후의 급성 근육, 인대의 염좌로 인해 초기에는 통증과 움직임의 제한이 일어납니다. 발목을 삐었을 때 살짝만 걸으려 해도 아픈 통증이 생기고 그로 인해 보행이 힘들어지는 것처럼 교통사고 이후에는 목의 움직임이 힘들어질 수도 있고, 허리를 숙였다가 펴는 게 힘들어질 수도 있습니다.

통상 2~3주 동안 적극적으로 치료를 하면 이런 초기 증상은 호전될 수 있습니다. 그리고 이후의 치료는 만성통증이 되지 않도록 재활치료 위주로 가야 합니다. 이제 움직임은 통증 없이 자유로워지나 힘이 예전만 못해지기도 합니다. 발목을 삐면 10분만 걸어도 발목이 붓고 아파지다 시간이 흘러 걸을 수 있게 되었다고 해도 아직 치료가 종결된 것이 아니지요.

앞의 환자분은 결혼식 전까지 열심히 치료를 해서 허리를 굽히거나 펼 때의 통증은 차츰 나아졌습니다. 문제는 허리를 반복적으로 굽히고 펴기, 오래 서 있거나 앉기가 아직 힘들다는 점이었습니다. 허리를 굽히고 펴는 기립근의 긴장이 다 풀리지 않은 상태였습니다. 이분은 허리 기립근의 경직을 푸는 치료, 그리고 정상적인 근력을 회복하기까지의 추가적인 치료가 필요했습니다.

사실상 교통사고 상해를 입은 사람들 대부분이 보조기 처방과 휴식보다는 가동성을 확보하는 적절한 치료를 가능한 빨리 시작하고, 깊은 층의 근육을 안정화시키는 운동요법, 치료를 받는 것이 훨씬 낫습니다. 교통사고 후 급성기에는 안정을 취하는 것이 중요하지만, 어느 정도 급성통증이 줄어들면 일률적인 보조기 착용과 안정에서 벗어나 움직임을 정상적으로 만들어줄 수 있는 재활치료가 이어져야 합니다. 그중에서도 특히 한 동작을 오랜 시간 유지할 수 있는 근육의 힘을 정상으로 돌리는 치료에 더 집중해야 합니다.

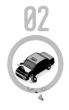

02 초기 관리를 등한시하면 치료 범위가 더 커진다

병을 알면 거의 다 나은 것이다.
- 영국 명언

요즘 어르신들은 젊게 살아갑니다. 여행도 많이 다니고 친구들과도 잘 어울립니다. 저희 장인어른도 그러십니다. 소소한 건설업에 농사도 지으시고, 거기다가 산악회 모임이 네댓 개는 됩니다. 주말마다 한번씩, 한 달 내내 산악회 활동을 하십니다. 일정도 만만치 않습니다. 울산에서 강원도 동강으로 래프팅을 갈 때면 새벽 5시에 출발해 밤 12시 넘어서 집에 오십니다. 말이 산악회지, 제가 볼 때에는 극기체험 같습니다. 오랜 시간 차를 타고, 차 안에서는 노래 한 곡조를 부르시고, 등산도 하시고……. 말이 하루 코스지, 거의 1박 정도의 빠듯한 일정입니다. 그래도 친구분들과 재미있게 즐기며 사시는 모습이 보기 좋습니다.

쾌활하고 활동적인 성격의 60대 환자분이 생각납니다.

"한 달 전에 교통사고가 났어요. 엑스레이를 찍어보니 갈비뼈에 살짝

금이 갔다고 하는데, 깁스도 안 하고 그냥 물리치료만 몇 번 받다가 말았네요. 제가 원래 많이 돌아다니는 성격이라 병원 가는 것도 귀찮고 해서 치료도 안 하고 돌아다녔어요. 처음에는 옆구리가 약간 뜨끔한 정도이고 별 문제가 없었는데, 요즘은 살짝만 움직여도 뜨끔하네요. 침대에서 내려올 때도 조심조심 내려와요. 이래 가지고 어디 다닐 수도 없고 어떻게 해야 할까요?"

사실 이분은 나을 만하면 노인회에서 차를 타고 멀리 통영까지 놀러 갔다 오고, 그러다 아프면 허리 보호대를 하기를 반복했습니다. 교통사고로 골절이 생겼는데 늑골 부분이다 보니 깁스도 할 수 없었습니다.

흔히 깁스를 하면 큰 병이고, 깁스를 안 하면 작은 병이라고 생각하는 경향이 있습니다. 그리고 겉으로 상처가 안 보이면 큰 병이 아니라고 생각하게 되는 것이지요. 통상적으로 늑골 골절의 경우 진단 주수가 4주 정도 나옵니다. 늑골은 깁스를 할 수 없는 부위이지만 그에 상응하는 기간 동안 안정이 필요합니다.

교통사고 후 급성기 초기에는 안정이 필수입니다. 특히 골절의 경우 깁스를 하면서 고정을 하게 되는데요, 일반 염좌의 경우 상해 진단 주수가 2주 정도인 반면, 골절은 4주 이상 진단이 나옵니다. 그만큼 안정을 취하고 고정을 해야 하는 기간이 더 필요합니다. 그러나 부위의 특성상 갈비뼈, 즉 늑골은 깁스를 할 수가 없습니다. 깁스를 안 해도 골절이기에 4주 이상 해당 부위의 움직임을 최소화하면서 안정을 취해야 하는데 앞의 환자분은 별로 안 아프다 보니 안정 단계를 건너뛴 것입니다. 그러나 그에 대한 반응은 시간차를 두고 찾아왔습니다. 한 달 정도 후 갈비뼈 부분의 근육, 인대 주변 조직들의 안정성이 떨어진 상태에서 움직일 때마다 통증이 발생했습니다.

우리 몸은 참 경이롭습니다. 상처가 나면 회복하려는 힘을 가지고 재생해냅니다. 어느 정도의 재생을 발휘하지 못하는 치명적인 손상 이외에는 이러한 자생력이 몸에서 작동합니다. 물론 예외적인 조직도 있습니다. 특히 신경세포는 재생에서 한계를 가집니다. 신경의 손상은 다른 조직에 비해 재생력을 발휘하지 못하기에 뇌출혈, 뇌경색 같은 흔히 말하는 중풍 같은 뇌신경 질환은 재생, 재활의 한계를 가지기도 하고 척추 신경 손상 같은 상해는 회복에 제한을 받지요.

다시 골절을 살펴봅니다. 골절 이후 뼈는 다시 붙지요. 자생력이 발휘되는데 그때 잘 붙어야 합니다. 고정이 올바르게 안 되면 어긋나게 붙을 수도 있습니다. 급성기 초기에 안정이 필요한 이유입니다. 어긋나게 붙으면 조직 배열에 문제가 생길 수도 있으므로 깁스라는 것을 대놓는 것입니다. 뼈뿐만이 아닙니다. 뼈만 잘 붙으면 되는 게 아니라 뼈 주변의 인대, 근육, 관절 또한 잘 붙어야 합니다. 그래서 초기의 안정과 관리가 중요한 것입니다.

많은 분들이 '발목 염좌'로 한의원을 찾습니다. 이 경우에도 다친 후 바로 온 환자는 치료 예후에 변수가 적습니다. 골절이 아닌 것만 확인되면 2주 정도 진단을 내립니다. 급성기 초기 2~3일 정도 붓기가 덜해지도록 안정을 취하면서 아이스팩을 자주 대고 침치료를 하는 것만으로도 호전이 빨리 됩니다. 이후 일주일 정도 해당 부위의 강도 높은 운동을 피하면 보통 치료는 끝이 납니다. 다친 후 초기에 발목이 부어서 당장

걷기가 힘들고 통증이 심해도 오래갈 병이 아닙니다. 하지만 발목 염좌 이후 한 달 이상이 지나 병원을 찾은 분들은 이야기가 달라집니다. 급성으로 온 분에 비해 발목이 그리 심하게 붓지도 않고 통증도 심하지 않지만 조금만 무리하면 붓고, 좀 쉬면 붓기가 없어지는 등 반복적인 통증을 가진 분들은 만성염좌로 진행이 되었다고 볼 수 있습니다.

초기 관리를 등한시하고 염좌 후 근육, 인대가 자생력을 가질 때 안정을 취하지 않으면 근육, 인대의 재배열에 문제가 발생합니다. 안정되게 재생이 되지 않으면 해당 부위의 조직이 예민해진 상태가 되고, 조그마한 자극에도 반복적으로 붓고 통증이 생기는 것입니다. 급성염좌 환자보다 통증은 덜하더라도 치료 기간을 더 길게 잡고 예후를 살펴봐야 합니다. 조직의 올바른 재배열을 이끌어내야 하므로 통상 7~12주 정도로 치료 계획을 세웁니다.

이때의 만성통증은 재활치료의 영역에 들어갑니다. 급성염증 단계의 치료를 넘어 통증을 느끼는 민감도를 줄이고 정상적인 관절의 움직임, 힘을 가지도록 치료 목표를 설정합니다. 앞의 환자분도 그렇습니다. 초기의 안정, 관리, 치료 시기를 놓쳐 만성통증으로 진행되었습니다. 이런 경우 염좌 치료를 넘어 옆구리, 허리 근육의 정상 움직임, 허리 주변 근육의 근력 회복까지가 목표가 되어야 합니다.

이 환자분은 다시 긴장된 늑골 주변의 근육, 인대를 이완시키는 침치료, 물리치료, 추나요법을 2일 간격으로 4~5주 진행했습니다. 자동차보험 보장 범위 내에서 어혈을 푸는 한약 처방도 3주분 복약을 하셨습니다. 이후 통증이 없는 범위 내에서의 움직임을 체크하고, 정상적인 근력을 회복하기 위한 운동에 대해 설명해드리면서 사고 전의 허리 근력을 회복하는 재활운동을 하도록 했습니다. 이후 조금씩 통증 없이 차를 타고 다니실 정도로 호전이 되어 치료를 끝냈습니다.

이 사례에서의 교훈은 다음과 같습니다. 교통사고 초기에 안정을 취해야 하고, 사고 후 빠른 시간 내에 담당의사의 세심한 치료, 관리가 개입이 되어야 합니다. 그리고 시기별로 통증이 없는 범위 내에서 정상적인 움직임을 회복하게 하고, 정상적인 무게를 지탱할 근력의 회복을 목표로 재활운동이 병행되어야 합니다.

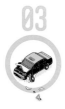

03 재활치료는 무리하지 않고 천천히 해야 한다

아무리 재물이 귀하다 하더라도 우리의 생명보다 무거울 수 없다.
- 만수단서

폭염이 나날이 맹위를 떨치던 한여름의 어느 날이었습니다. 어떤 분이 그 더운 여름에 상체의 거의 대부분을 플라스틱 보호대로 감싸고 찾아왔습니다. 가만히 있어도 땀이 줄줄 흐르던 그 여름에 무슨 사연이 있어서 땀 흡수도 전혀 안 되는 플라스틱 보호대를 하고 저를 찾아왔는지 의아했습니다.

"새벽에 교회 예배를 가다가 사고가 났습니다. 뒤에서 갑자기 차가 덮치는 바람에 브레이크도 제대로 못 밟고 앞으로 쏠려 얼굴과 가슴을 운전대에 부딪혔습니다. 인근에 있는 대학병원에 가보니 흉골 골절이라고 해서 6주 동안 입원을 하고 퇴원했습니다."

이분은 흉골 골절만 있었던 것이 아니었습니다. 가슴뿐 아니라 얼굴이 부딪히면서 눈 주변에도 골절이 일어났습니다. 머리를 부딪혀 초기에는 어지럼증과 구토 증상이 있어서 그것을 위주로 이런저런 검사를 했습니다. 그다음 눈 주변의 뼈를 이식수술 하고, 안정을 취하다가 퇴원을 한 것이었습니다.

병원에서는 천만다행이라고 했습니다. 다행히 눈 주변의 뼈는 다쳤으나 눈은 괜찮았고, 흉골 골절은 있었으나 내부 장기는 괜찮았습니다. 조금만 비켜서 다른 곳을 다쳤다면 실명할 위험이 있었고, 조금만 더 가슴 옆에 충격이 왔으면 심장 등 내부 장기가 손상될 수도 있는 상황이었습니다.

흉골 골절의 원인은 대부분 직접적인 타격에 의한 외상입니다. 갈비뼈가 뻗어나가는 몸통의 전면 가운데가 흉골입니다. 흉골은 목젖 밑 쇄골이 시작하는 부분의 흉골병, 그리고 흉골체, 갈비뼈가 끝나는 명치 위

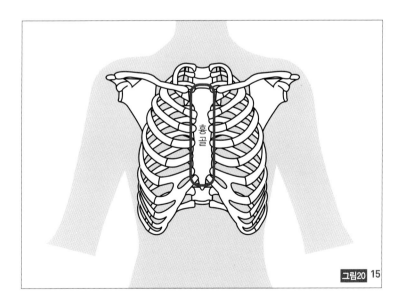

그림20 15

의 검상돌기 세 부분으로 구성되어 있는데 그중 흉골체와 연결된 흉골병에서 골절이 가장 자주 발생합니다. 야구 경기 도중 야구공에 가슴을 맞거나, 격투기 중 상대에 의한 타격 또는 교통사고로 인한 충격으로 발생합니다. 또 한 가지, CPR이라고 하는 의식 없는 환자에게 응급처치를 하는 중에 골절이 되기도 합니다. 진단은 단순 흉부 엑스레이 검사보다는 외측에서의 사진 촬영으로 감별합니다.

흉골 골절은 큰 사고로 인해 생기는 경우가 많다 보니 사망률이 30퍼센트로 높은 편입니다. 흉골 골절이 되면서 흉부 대동맥 손상, 기도 및 주기관지 파열, 횡격막 파열, 식도 손상, 심근 손상, 폐 손상이 동반되는 경우가 많습니다. 단순 흉골 골절만 있으면 흉골통과 압통만 나타나지만, 심한 경우 호흡에 어려움을 느낄 수도 있습니다. 다른 곳의 심한 장기 손상과 동반되는 경우에는 심각한 손상으로 인해 사망률이 높습니다.

다행히 앞의 환자분은 주요 장기 손상을 모두 피했습니다. 하지만 수술 후 절대 안정을 긴 시간 유지하면서 전체적인 척추 움직임이 정상이 아니었습니다. 병원에서는 이제 보호대를 빼고 살살 움직여도 된다고 말을 했지만 온몸이 아파 보호대에 의존하지 않을 수 없었습니다. 이런 큰 사고가 난 환자는 적절한 수술 후 안정을 취하면서 치료를 마무리할 수 있는 재활치료를 진행해야 합니다.

척추 주변의 근육, 인대를 원상태로 회복할 수 있는 치료를 이어가야 하기에 이분의 경우 보호대를 차차 벗으면서 경추(목뼈)에서부터 흉추(가슴뼈), 요추(허리뼈)까지 이어지는 척추 전체를 둘러싸고 있는 근육층의 제일 겉부분인 근막부터 푸는 치료를 적은 강도로 조심히 시작했습

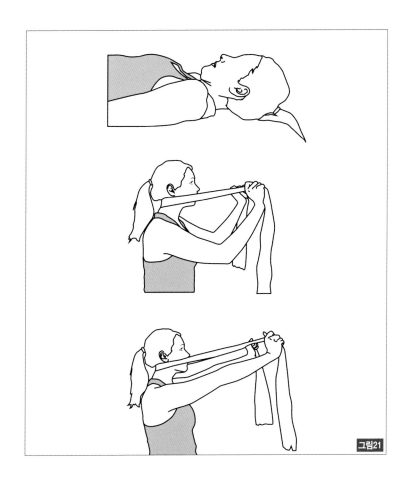

그림21

니다. 그리고 우리 몸을 둘러싸고 있는 겉의 큰 근육을 움직이기보다는 작은 속근육부터 점차 힘을 가질 수 있도록 누워서 할 수 있는 척추 안정화 운동부터 시작하도록 알려드렸습니다.

긴 시간 입원 치료를 하면서 손상된 부분을 안정시키는 것도 중요하지만 다른 부분의 근육, 인대, 관절이 오랫동안 움직이지 않으면서 생긴 문제도 해결해야 합니다. 수술 후 재활치료, 운동이 필요합니다. 그런데

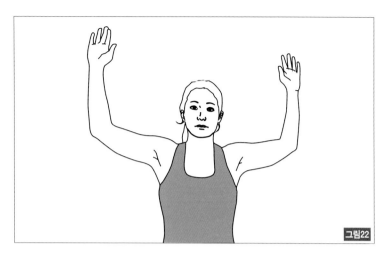

그림22

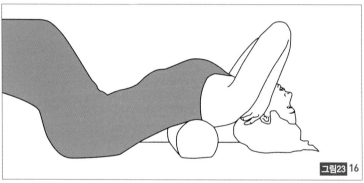

그림23 16

재활치료에 욕심을 내서는 안 됩니다. 재활치료는 아주 조금씩 조금씩 몸에 무리가 안 가도록 진행해야 합니다. 관절의 움직임 또한 조금씩 늘려가야 합니다.

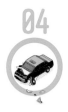

04 부상 단계에 따라 적절한 치료가 이루어져야 한다

음식이 곧 약이고 약은 곧 음식이다.
- 히포크라테스

교통사고로 인한 근골격계 통증 환자 중 목과 관련된 통증 환자가 제일 흔합니다. 그다음 허리를 포함한 척추 질환 환자가 많습니다. 이외에 어깨, 손목, 발목 등의 관절 통증 환자도 있습니다. 이번에는 어깨 관절 통증 환자의 사연을 보겠습니다.

"교통사고 이후 자고 일어나면 목을 움직이기 힘들었는데 치료를 받고 나서 많이 나아졌습니다. 속이 울렁거리던 것도 괜찮아졌고요. 그런데 팔이 좀 이상한 것 같아요. 다른 것은 괜찮은데 오른손으로 반대쪽 어깨를 짚기가 힘드네요. 이제 많이 풀린 것 같아서 어제 스트레칭을 하려고 오른손으로 왼쪽 어깨를 잡으려고 해보았는데 안 되더라고요. 자세히 보려고 움직였더니 어깨 쪽이 아팠어요."

"그래요? 그럼 팔을 옆으로 올려보세요. 그다음 열중 쉬어 해보세요.

이제 손등을 위로 한 자세에서 발표할 때 손을 드는 것처럼 팔을 들어보세요. 그리고 힘들다고 말씀하신 자세처럼 오른손으로 왼쪽 어깨를 잡아보세요."

　다른 관절에 비해 어깨 관절은 다면적인 동작을 통해 평가해야 합니다. 움직임의 각도, 범위가 크니까요. 그만큼 안정성이 떨어지는 관절이라 손상을 입기 쉽습니다. 앞의 환자분은 다행히 사고 이후 초기에 바로 병원을 찾아서 흔히 나타나는 증상인 경추의 염좌 치료가 순조롭게 잘 진행되었습니다. 하지만 제일 불편한 주증상을 위주로 보다가 놓친 부분이 있었습니다. 어깨 관절을 둘러싼 근육, 인대의 손상을 놓쳤던 것입니다. 환자 자신도 미처 모르고 있다가 제일 불편한 부분이 줄어들면서 우연히 발견하게 되었습니다. 이래서 교통사고 후유증 환자 중 외상이 없는 환자분은 초진 시 면밀하고 세심하게 진찰할 필요가 있습니다.

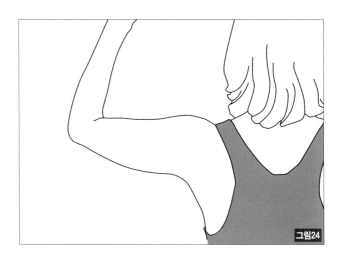
그림24

이 환자분은 측면추돌 사고를 당할 당시 측면에서 가해진 힘으로 인해 어깨 관절 주변에 충격이 온 것으로 보였습니다. 검사를 해보니 어깨 주변을 둘러싼 회전근개 근육 주변의 손상이 의심되었습니다. 이와 같이 환자의 움직임을 테스트하는 것을 '이학적 검사'라고 합니다. 외상이 없다 보니 방사선 사진으로 표현되지 않기에 이런 세심한 검사가 필요합니다.

특히 소원근(어깨의 움직임을 만드는 회전근개 근육 중 하나), 삼각근 후부(어깨 곡선을 만드는 위팔의 근육)의 손상으로 인해 움직임에 제한이 나타나는 것을 볼 수 있었습니다. 해당 부위에 침치료, 전기자극치료 등을 행하면서 추나요법 중 MET을 활용해 움직임의 범위를 점차적으로 늘리도록 했습니다. 다행히 초기에 빨리 발견해 만성화가 진행되지 않도록 치료를 잘 마무리했습니다.

다른 환자의 경우를 하나 더 살펴보겠습니다.

"교통사고가 난 지 3개월이 지났습니다. 병원에 일주일 정도 입원하고 근처 정형외과에서 물리치료도 했습니다. 목이 안 돌아가고 허리가 아팠던 것은 덜해졌는데 이상하게 팔이 안 올라갑니다."

"한번 볼까요? 열중쉬어 해보세요. 우선 왼쪽 팔부터 따로 해보세요. 등 뒤에 어디까지 닿나요? 그다음 왼쪽 팔은 내리고 오른쪽 팔로 열중쉬어 해보세요. 이쪽은 등 뒤에 어디까지 닿나요? 아, 오른쪽이 열중쉬어 자세가 거의 안 되네요."

"이런 지는 제법 되었습니다."

"관절이 굳었네요."

이 환자분은 어깨 관절의 움직임이 굳은 지 오래된 상태였습니다. 앞의 환자분은 어깨를 둘러싼 회전근개 주변의 근육, 인대의 염좌를 조기에 발견해 치료가 만성으로 진행되지 않았는데, 이 환자분은 그렇지 않았습니다. 관절의 움직임 제한이 만성으로 진행된 상태였습니다.

통증에 대한 이해의 관점은 조금 넓게 봐야 합니다. 사고 후 충격을 받은 부위만 보는 국소적인 관점에서 한 발 더 나아가 충격이 2차적으로 다른 곳까지 전달되었는지를 전체적으로 살펴보는 자세가 필요합니다. 눈길에 넘어질 때 손으로 땅을 짚었다고 해서 손목만 아픈 것은 아닙니다. 손으로 땅을 짚을 때의 충격이 어깨로 전달되어 어깨의 통증, 어깨의 움직임 제한이 나타날 수 있습니다. 이 환자분은 교통사고 당시의 충격이 어깨로까지 전달된 것이었습니다. 해부학적인 손상만 바라보는 시선에서 기능적인 손상도 같이 바라보는 시선으로 바뀌어야 합니다.

이 환자분은 초기 대응이 적절치 못해 만성으로 진행된 것으로 보였는데, 급성통증이 만성통증으로 가는 기전을 살펴보겠습니다. 손상이 일어나면 우리 몸은 자연스레 통증을 경험합니다. 그로 인해 부정적인 감정, 위협적인 질병에 대한 정보를 접하고 비극적으로 해석하며 통증에 대한 두려움을 느낍니다. 그리고 해당 부위에 과도한 경계를 하게 됩니다. 그 결과 회피, 도피를 하게 되지요. 그러면 폐용, 장애가 생깁니다. 그러고 나서 다시 해당 부위의 통증을 경험하고, 그 고리가 끊어지지 않습니다. 여기서 만성통증의 고리를 끊기 위해 조금씩 낮은 통증의 경험을 이끌어내고, 그로 인해 해당 관절의 움직임을 천천히 끌어내야 합니다.

이 환자분에게는 어깨 관절 주변의 침치료, 전기자극치료, 뜸, 핫팩, 적외선을 포함한 온열요법을 시행했습니다. 그리고 나서 어깨를 둘러싸고 있는 회전근개 근육의 제일 표층의 근막을 이완시키기 위한 글라스톤 테크닉을 시행했습니다. 그다음으로 추나요법 중 관절가동추나를 어깨에 시행했습니다. 관절가동추나는 관절의 부정렬과 가동 범위의 기능이 감소되었을 때 이를 회복시키기 위해 관절가동화 기법을 적용하여 치료하는 행위를 말합니다.[17]

예를 들어 관절 중 어깨를 살펴보겠습니다. 어깨의 부정렬 예는 많습니다. 체형이 바르지 못한 것을 부정렬이라고 하는데요, 거북목 증후군의 경우 어깨가 안으로 굽은 것을 부정렬이라고 하지요. 혹은 이 환자분처럼 어깨를 움직이면 아프고 정상적인 움직임의 범위를 못 가지고 조

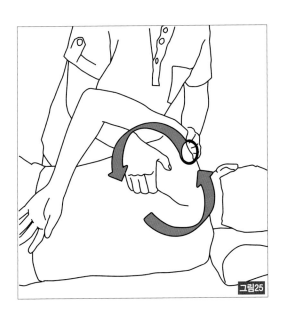

금만 움직이면 관절 운동 범위ROM, Range Of Motion, 즉 움직임의 범위가 줄어드는 것이지요. 이럴 때 관절을 살살 움직이도록 자극을 하는 관절가동화 기법을 씁니다. 어깨 주변을 살살 만지면서 어깨 관절이 동증 없이 움직이도록 유도하는 기법입니다.

더불어 어혈을 풀 수 있는 한약 처방도 투약했습니다. 만성환자이기에 바로 팔이 쭉 올라간 것은 아니지만, 이렇게 치료를 하고 조금씩 통증이 없는 범위로 운동의 가동성을 올렸습니다. 이런 절차를 계속 반복하다 보면 차츰 어깨 관절의 운동성을 증가시키면서 만성통증에서 해방될 수 있습니다. 만성통증으로 이어지지 않도록 조기 치료 그리고 급성, 만성 단계에 따른 적절한 치료가 이루어져야 합니다.

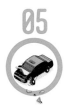

05 골절 치료는 한의학적 치료가 동반되어야 한다

과하거나 넘치는 모든 것은 자연의 섭리에 어긋난다.
- 히포크라테스

골절은 인류의 역사와 함께했다고 볼 수 있습니다. 한의학의 역사에서는 중국 당나라 때의 의서 《외대비요外臺秘要》에서 '골절'이란 병명이 처음 언급되었습니다. 현대로 와서는 '교통사고나 산업재해 및 스포츠 활동으로 인한 외상, 골다공증 등의 질병으로 인한 뼈의 약화, 뼈에 반복적으로 가해지는 스트레스 골절이 골절의 주요인[18]이지만 인류의 역사에서 골절이 이런 요인만 있었겠습니까. 예전에도 사고, 전쟁 등으로 인한 외상이 흔했을 것입니다.

아시는 바와 같이 골절은 뼈가 부러지는 것이지요. 의학적으로 골절은 과도한 힘이 뼈나 연골에 가해져 그 연속성이 완전 또는 불완전하게 끊어진 상태라고 정의합니다.[19] 교통사고 이외에도 외상으로 인한 골절 환자들이 한의원을 많이 찾습니다.

해당 부위의 국소적인 통증, 그리고 그 부위를 만지고 눌렀을 때의 통증, 골절된 부위의 출혈, 이어지는 급속한 부종, 시간이 지난 후 더 넓어진 출혈 등이 대표적인 골절의 증상입니다. 신경 손상, 혈관 손상, 말초 혈액 공급이 차단되어 일정한 구획의 근육 및 기타 연부조직의 괴사가 일어나는 '구획 증후군'이라는 것이 동반되기도 합니다.[20]

큰 충격을 받거나 사고를 당했을 때에는 엑스레이로 감별을 하지만, 경미한 골절의 경우에는 염좌로 오인하는 일도 심심찮게 발생합니다. 그리고 부위에 따라 발견을 늦게 하는 경우도 있습니다. 주상골(배 모양의 손목 뼈)이라든지 일부 늑골(갈비뼈) 골절인 경우에는 발견을 늦게 하기도 하고 지연되어 나타나기도 합니다.[21] 예를 들어 흉골 골절인 경우 단순 흉부 엑스레이 사진으로는 판단이 잘 안 되기에 외측에서 찍은 사진으로 확인해야 해서 조금 늦게 발견하기도 합니다.

많은 사람들이 '유독 많이 붓거나 멍이 크게 나타나거나 움직일 때 해당 부위의 통증이 심하면 골절이고, 그 정도가 덜하면 골절이 아니겠지'라고 생각하는데 꼭 일치하지는 않습니다. 골절 후 어느 정도의 시간이 지났는지, 부위가 어떤지에 따라 다릅니다. 흔히 무릎이나 팔꿈치 이하 관절의 골절 시에는 급속한 부종이 30분에서 한 시간 이내에 나타납니다.[22] 그래서 다치자마자 병원을 찾았을 때에는 붓기가 별로 없다가 오히려 치료하고 나가고 나서 붓는 경우도 있습니다. 다치자마자 바로 부종이 생기지 않고 한 시간 정도 지난 후부터 붓기 시작하는 것이지요. 이 경우에는 추가적으로 방사선 검사가 필요합니다.

골절 감별 후에는 빠른 시간 내에 적절한 치료가 진행되어야 합니다.

우선 고정에 앞서 정복술이 이루어져야 합니다.[23] 정복술은 '가지런하게 다시 돌려놓는 기술'이라는 뜻입니다. 골절, 탈구, 탈출증이 발생했을 때 수술을 하거나 손으로 맞추어 원래의 상태로 되돌리는 행위를 모두 포함합니다. 추나요법 중 탈구추나도 이런 정복술에 포함이 됩니다. 가끔 손으로 하는 탈구치료만을 추나치료라고 생각하는 사람도 있습니다. 현재 우리나라에서는 물리치료사, 의사, 한의사 등의 의료, 보건직 전문인들이 손으로 하는 수기치료를 행하나 무자격자가 의료행위를 가끔 하다 보니 오인하기도 하는 것입니다. 이웃나라 일본에 접골원이라는 곳이 있는 것처럼요. 하지만 교통사고에서는 기타 다른 부위의 복합적인 골절이나 손상도 고려해야 하기에 정복술에 신중해야 합니다.

손으로 하는 정복술을 행하기도 하지만 수술을 통한 정복술(이 부분은 기존의 양방에서 담당)도 사용합니다. 그리고 고정으로 들어갑니다. 고정 방법은 비수술적인 방법과 수술적인 방법이 있습니다. 비수술적인 방법은 석고 붕대나 기능적 보조기, 지속적인 견인 등으로 외부 고정을 하며, 늑골 골절 등의 경미한 골절은 보호대나 팔걸이로 골절부를 보호합니다.[24]

고정 이후에는 치유 과정이 진행됩니다. 골절의 치유란 뼈의 비연속적인 상태가 연속적인 상태로 바뀌어서 뼈에 가해지는 부하를 견디게 되는 것을 말합니다. 자연치유 과정인 염증기, 복원기, 재형성기를 순차적으로 거칩니다.

염증기는 골절 후 약 5일까지의 기간입니다. 손상을 입고 이후 해당 부위에 나타나는 출혈, 그로 인한 혈종, 부종, 그리고 골절면과 주변 연부조직의 괴사가 일어나는 시기입니다. 염증 반응이 시작되고 이후 대식세포에 의해 괴사 조직이 흡수되면서 염증 반응이 점차 소실됩니다. 사고 이후 그 부위의 멍, 붓기, 열감 등이 있는 초기의 시간입니다.

복원기는 골절 후 4~40일 정도의 기간으로, 가골(가짜 뼈)이라는 것이 형성되는 시기입니다. 염증기를 거치고 나서 이후 섬유모 세포와 새로 생긴 모세혈관이 증식하면서 골절 부위가 느슨하고 두꺼운 결합조직으로 둘러싸여 연결됩니다. 이 결합조직에 유골類骨이 만들어지며 거기에 칼슘이 침착되어 직골織骨이 형성됩니다. 그리고 깊은 부분에는 초자 연골이 생기고 그것이 골조직으로 바뀝니다.25

처음 듣는 단어가 많아서 어려울 텐데요, 염증기의 멍, 붓기, 열감 등이 조금씩 진정되고 골절된 면을 따라 몸에서 자생력을 가지면서 그 주위로 모세혈관이 새로 생기고, 뼈가 딱딱해지기 전 단계에 가골이라는 것이 생기는 것입니다. 가골에 칼슘이 붙고 이후에 무기질이 붙어 재형성기에 뼈가 딱딱해집니다.

재형성기는 골절 후 25~50일 정도의 기간이지만 수년이 걸리는 경우도 있습니다. 가골 후에 뼈가 딱딱해지고 이후 교원질이 규칙적으로 배열되어 골수강이 새로 생기고 방사선적인 골유합이 됩니다. 사실 뼈가 전체적으로 딱딱하게만 채워진 게 아닙니다. 내부에 빈 공간이 있지요. 그게 골수강입니다. 그 속이 골수로 채워져 있습니다.26 골수강이 새로 생기고 골유합이 된다는 것은 쉽게 이야기하면 이제 뼈의 형태를 온전히 갖추게 되어 유합, 즉 뼈가 붙는 것을 말합니다. 유합이 된 후에 정형외과에서는 치료 종결 선언을 하게 되는 것이지요.

그런데 골유합으로 끝나는 것이 아닙니다. 골절에서 자연치유 과정이 끝난 것이지, 교통사고 후의 모든 후유증이 사라진 것은 아니지요. 많은 환자분들이 여기서 혼란을 겪습니다. 재활치료의 영역으로 들어가 골유합은 끝났지만 뼈를 둘러싼 연하고 부드러운 조직인 연부조직, 근육, 인대, 관절들이 정상적인 움직임, 힘을 가지는 것까지 치료를 이어가야 합니다.

골절 치료 과정에서 한의학적인 치료가 충분히 도움이 될 수 있습니다. 익히 알려졌듯이 침구치료는 통증 조절, 관절 굳음, 관절 운동 범위의 감소를 예방하고27 연부조직의 회복을 돕습니다. 가능한 골절 초기부터 부종을 감소시키고 혈액 공급을 도와야 하기에 빠른 시간 내에 한방치료를 진행하는 것이 좋습니다. 해당 부위에 직접 침구치료를 행하기도 하지만 깁스를 한 상태에서 치료를 하는 방법도 있습니다.

침치료는 해당 부위에 하는 근위 취혈 방법도 있지만, 원위 취혈 방법을 택하기도 합니다. 방의 전등을 껐다 켤 때마다 의자에 올라가서 전구를 뺐다, 꽂았다 하지 않고 스위치로 끄고 켜는 것처럼 우리 몸에는 스위치가 있습니다. 체했을 때 배에 직접 침을 놓지 않고 손가락을 따는 것과 같은 침치료 방법을 '원위 취혈'이라 합니다. 먼 곳의 혈자리로 치료를 한다는 말입니다. 깁스로 고정한 곳을 일일이 풀지 않고, 예를 들어 사암침법의 어혈방이라는 침치료 방법을 응용하기도 합니다. 혹은 뼈가 다 붙고 나서(골유합) 해당 부위의 연부조직(근육, 인대)에 직접 침을 놓아 회복을 돕는 근위 취혈법을 쓰기도 합니다.

운동의 경우에는 깁스를 하고 있을 때에도 근육이 위축되는 것을 방지하기 위해 '등척성 운동'이라고 하는, 큰 움직임을 주지 않고 일정 시간 살짝 힘을 줬다 뺐다 하는 방법을 알려드리기도 합니다. 그리고 깁스 제거 이후 골절의 안정성이 유지되면 통증을 유발하지 않는 범위 안에서 점차 운동량을 늘리도록 권합니다.

한방 물리요법 중 추나치료는, 초기에는 해당 부위에 적용하지 않는 경우가 많지만 골절의 안정성이 유지된 후에는 연부조직을 풀기 위한 치료(MET, 글라스톤 테크닉 등), 그리고 관절의 움직임을 증가시키기 위한 관절가동추나 등의 부드러운 치료부터 점차 시행합니다. 이후 치료가 진행됨에 따라 제한 없이 치료의 범위를 넓혀갑니다.

한약 치료는 손상 부위와 기타 전신의 몸 상태를 종합적으로 진단해 처방하지만 대체로 초기, 중기, 후기로 나누어 활용합니다. 이전의 골절 자연치유 과정과 유사하게 접근할 수 있습니다.

초기에는 어혈을 빼고, 부종을 줄이는 데 의미가 있는 약재로 구성합니다. 이런 약들은 찬 성질을 가지고 통증을 완화시키는 작용을 합니다. 그리고 중기에는 어혈과 부종이 감소하였기에 접골, 즉 뼈를 잘 붙게 하는 약물 위주로 기운과 혈액을 잘 통하게 하는 약물로 구성합니다. 후기에는 골유합에 필요한 에너지의 소비가 증가되어 기운을 돋우는 약물 위주로 처방합니다.

골절 치유 기간은 짧게는 한 달, 길게는 수개월에 걸쳐 이루어지지만 손상 정도, 환자의 상태, 부적절한 치료 방법, 관리 등에 의해 천차만별입니다. 골절 치료 과정에서 깁스를 하고 있는 중이거나 깁스를 푼 경우에도 여러 가지 한의학적인 치료를 함께 하는 것이 좋습니다. 뼈가 붙은 후의 정상적인 활동 회복까지 재활치료가 완벽히 이루어져야 하는데 엑스레이를 보고 뼈가 붙었는지, 안 붙었는지에 대해서만 관심을 갖다 보면 치료를 못 하는 경우가 많습니다. 다시 한 번 말하지만 재활치료의 영역으로 들어가 골유합은 끝나도 뼈를 둘러싼 연하고 부드러운 조직인 연부조직, 근육, 인대, 관절들이 정상적인 움직임, 힘을 가지는 것까지 치료를 이어가야 합니다.

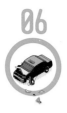

06 교통사고 후유증 치료의 끝은 과연 어디까지일까?

세상을 자신의 몸처럼 사랑하는 사람에게는 제국을 맡길 수 있다.
- 노자

교통사고 후유증의 치료 목표는 어디까지일까요? 흔히 치료라고 하면 질병이나 외상의 회복을 생각합니다. 그러나 재활의학의 개념까지 생각하면 의학의 치료 영역은 더 넓어집니다. 질병이나 외상의 치유를 넘어 장애를 예방하거나 최소화시키는 것은 물론, 저하된 능력까지 향상시키는 재활의학의 개념에서 보면 치료의 범위는 더 확대됩니다.

골절도 그렇습니다. 골절은 진단 주수가 최소 4주 이상 나오는데요, 사고가 나면 우선 눈으로 엑스레이상의 골절이 확인됩니다. 그리고 깁스라고 하는 고정장치를 하지요. 입원도 하고요. 안정을 취하면서 뼈가 잘 붙기를 기다리고, 뼈가 잘 붙고 급성통증이 줄어들면 곧 퇴원을 하게 됩니다. 환자분들이 생각하기에는 이제 뼈도 잘 붙었으니 치료의 끝이 보이는 것 같습니다. 그러나 아닌 경우도 많습니다. 뼈가 잘 유합되었다고 끝이 난 게 아닙니다.

4주 이상 고정을 시켜두었으니 뼈가 말끔하게 잘 붙었을 것 같지만 깁스를 풀고 활동을 하려고 보면 예전과 다름을 알게 됩니다. '중족골'이라고 발등 근처의 뼈가 부러진 환자가 있었습니다. 횡단보도를 건너다가 차가 발 위를 지나쳐 발등이 골절된 환자였습니다.

"사고 이후 뼈가 잘 붙어서 이제 치료가 끝났으려니 생각했는데 깁스한 곳을 풀어보니 발목부터 종아리까지 아직 부어 있더라고요. 걷기도 불편해요. 걷기가 불편하니까 자꾸 반대쪽 발에 힘이 들어가요. 그러다 보니 무릎도 아픈 것 같고, 골반이 틀어진 것 같기도 하고, 허리도 아파요."

우리 몸에는 뼈만 있는 게 아닙니다. 뼈 주변에 근육, 인대 등도 있습니다. 뼈는 잘 붙어도 근육, 인대가 아직 자리를 못 잡을 수 있습니다. 게다가 뼈를 고정시킨다고 깁스를 하다 보면 다리 주변이 퉁퉁 붓지요. 우리 몸은 움직이지 않으면 순환이 안 됩니다. 그 부분의 조직들도 제자리를 잡아야 합니다.

이분의 치료는 아직 여러 과정을 더 거쳐야 합니다. 첫 번째로 깁스를 하면서 뼈가 잘 고정되도록 묶어둔 부위의 부종을 빼야 합니다. 해당 부위뿐 아니라 연결된 부위까지 순환의 문제를 해결해야 합니다.

그다음으로는 중족골 근처의 근육, 인대의 운동 능력도 향상시켜야 합니다. 우리 몸의 근육, 인대 등은 움직이지 않으면 힘이 약해지고 더불어 위축이 일어납니다. 오랫동안 움직임이 없는 조직들은 부피도 같이 줄어듭니다. 한쪽으로의 편마비가 있는 중풍 후유증 환자나 한쪽으로의 신경장애가 있는 환자는 병이 있는 부위의 팔, 다리가 병이 없는 부위의 팔, 다리보다 야윈 경우를 볼 수 있습니다. 결국 깁스를 푼 후 해당 부위의 정상적인 순환, 혈류 흐름을 만들고 다친 부위의 뼈, 근육, 인대의 힘도 키워 사고 전과 비슷한 동작을 할 수 있도록 치료를 이어가야 합니다.

더불어 이 환자분의 경우에는 한 가지 더 치료를 해야 합니다. 오랫동안 깁스를 하면서 묶어둔 다리에 문제가 발생했기 때문입니다. 다리의 근육, 인대를 회복하기 위한 시간이 소요되면서 환자의 움직임에 문제가 발생합니다.

인간은 하루도 빠짐없이 보행을 하면서 살아가는데 이분은 입원하는 동안 다친 쪽 발을 아예 움직이지 못하면서 목발을 4주 이상 짚고 다녔고, 그다음에는 목발은 안 했지만 아픈 다리의 움직임을 최소화하는 방향으로 4~5주 이상 걸어다녔습니다. 그러면서 정상적인 보행이 이루어지지 않았습니다.

사람의 몸은 두 발로 보행하도록 진화를 거듭했습니다. 걸으면서 발목이 꺾이고 무릎을 굽히고 요추, 골반으로 충격을 흡수합니다. 크게 발목, 무릎, 요골반의 세 가지 관절이 보행 중의 충격을 흡수합니다. 이분은 균형이 무너진 보행을 최소 8주 이상 했기에 좌우 밸런스가 무너질 수밖에 없었습니다.

《운동손상 증후군의 진단과 치료》라는 책에서 셜리 서면 교수는, "잘못된 움직임을 4주 이상 하면 신체 밸런스가 무너진다"고 말했습니다. 손상 부위의 회복, 정상적인 움직임 이후 잘못된 보행 패턴을 교정하는 것까지 교통사고 후유증의 치료로 이어져야 사고 전의 상태로 회복할 수 있는 것이지요.

교통사고 후유증 치료는 반드시 손상 부위의 조직적인 회복을 넘어 기능적인 회복까지 이루어져야 합니다. 그러면 기능적인 회복은 어떻게 할까요? 재활운동은 어떻게 할까요? 이 부분에 대해서는 환자의 인식 전환도 필요하고, 자동차 보험 치료의 범위도 개선될 필요가 있습니다.

"1년 전쯤 교통사고로 뼈가 부러져 입원도 하고 치료도 했는데 그 후로 조금만 걸으면 다친 데가 부어요. 원래 등산도 좋아하고 산책하는 것도 좋아하는데 사고 이후에는 등산도 못 가고, 금오산 올레길 산책도 못해요. 심지어 잠깐 쇼핑하러 백화점에만 갔다 와도 밤에 발목이 붓고 아파요. 사고는 한참 전에 있었고 치료도 했는데 왜 그렇지요?"

이 환자분은 사고 이후 재활치료가 적절히 이루어지지 않은 듯했습니다.

"원래 올레길을 매일같이 산책했었는데 교통사고가 난 뒤 한동안 못하다가 퇴원을 하자마자 바로 걸었어요. 발목이 약해진 것을 강화시켜야 한다고 생각해 헬스클럽에 가서 운동도 계속했지요. 약간 발목이 아파도 그냥 했습니다."

교통사고 이후에는 운동을 조금씩 해야 하는데 너무 무리하는 바람에 발목이 만성염좌로 진행된 것 같았습니다.

요즘은 '운동 만능 시대'인 것 같습니다. 예전보다 건강에 대한 관심이 늘어나면서 운동을 해야 한다고 생각하는 사람들이 많아지기는 했지만 딱 거기까지인 것 같습니다. 사람마다 체질이 다르기에 어떤 음식이 누구에게는 해롭고, 누구에게는 이롭다고 생각하면서 운동에 대해서는 그런 생각을 잘 하지 않습니다. 운동도 사람에 따라, 통증 상황에 따라 달리 해야 합니다.

골절 환자들은 치료가 끝났다고 해서 운동 강도와 소요 시간을 사고 전과 같이 시행해서는 안 됩니다. 이 경우 반드시 재활운동이라는 개념으로 접근해야 합니다. 손상된 조직의 근력과 운동 범위를 정상적으로 만드는 과정을 거친 후에 교통사고 전과 같은 강도로 운동을 설계해야 합니다.

저는 롯데 자이언츠 야구팬입니다. 한때 다승왕까지 올랐던 리그 최고의 투수 조정훈 선수가 어깨 수술을 받고 재활 후 1군 무대에서 공을 던지기까지 걸린 시간이 얼마나 되는지 아십니까? 무려 2,620일입니다. 7년하고도 2개월여의 시간입니다. 수술을 한다고 바로 예전처럼 공을 던질 수 있는 것이 아닙니다. 해당 부위의 재활운동을 하면서 점차 운동 능력을 향상시켜야 합니다.

조정훈 선수는 운동 트레이너와 함께 장기간 재활운동을 한 뒤에야 공을 던지기 시작했습니다. 그렇다고 바로 140킬로미터 이상 던지면서 시합에 투입된 것이 아니었습니다. 가볍게 캐치볼부터 하면서 통증 없이 던지는 것을 테스트하고 점차 거리를 넓혀갔습니다. 그리고 스피드를 점차 올렸습니다. 거기서 통증이 발생하면 다시 운동 강도를 낮췄습니다. 다시 통증 없는 범위를 찾고 운동을 하기를 반복하면서 홈플레이트에서 투구판까지의 거리에서 공을 던질 수 있는 상태를 만들었습니다. 그것으로 끝이 아니었습니다. 우선 2군에서 실전 피칭을 했습니다.

짧은 투구수부터 던지고 이후에 투구수를 점차 증가시켰습니다. 그렇게 해서 다시 1군 무대에서 팬들의 환호를 받으면서 공을 던진 게 무려 2,620일 후입니다.

재활운동은 한 발자국, 두 발자국, 계단을 오르듯이 살살 하는 것입니다. 통증 없는 범위 안에서 적응하고 활동을 늘려가는 식으로 하는 것이지요. 그렇다고 모든 교통사고 후유증 환자의 재활치료가 수개월이 걸리는 것은 아닙니다. 하지만 분명한 것은 상처가 아물었거나 뼈가 붙었다거나 하는 조직의 회복을 넘어, 정상 기능 회복까지의 재활치료도 교통사고 후유증의 치료 범주 안에 들어가야 한다는 사실입니다. 그리고 그에 맞는 재활운동의 강도, 횟수 등의 세심한 관리가 필요합니다. 손상의 정도, 개인의 정도 차이는 있겠지만 통상적으로 염좌인 경우에는 최소 2~3주의 기간, 그리고 골절의 경우에는 4~8주의 기간을 포함한 재활치료가 이루어져야 합니다.

근막은 우리 몸을 감싸고 있는 그물망이다

근육은 힘의 대부분을 근막으로 보냅니다. 그럼으로써 근막은 각각의 관절 운동뿐만 아니라 훨씬 멀리 있는 관절에도 영향을 줍니다. 근막은 근육을 싸고 있는 막으로, 근육의 제일 겉을 말합니다. 뼈, 근육, 건, 관절만으로는 인간의 움직임 전체를 설명할 수 없습니다. 그물망같이 온 몸을 감싸고 있는 근막을 통해 움직일 수 있는 힘이 전달됩니다.

근막의 강도와 탄력성은 많은 움직임에 중요한 역할을 합니다. 손가락을 구부릴 때 굴곡근 건의 움직임만으로는 분석하기가 어렵습니다. 근육, 건, 지방, 근막, 피하조직들이 유기적으로 연결되어 움직이기 때문입니다.

근막은 근육과 건을 중심으로 최적의 미끄러짐을 만들어내 움직임을 자연스럽게 만듭니다. 따라서 돌을 얼마나 멀리 던질 수 있는가, 얼마나 높이 뛰어오를 수 있는가, 얼마나 멀리 달릴 수 있는가 등은 단지 근육 섬유의 수축에만 의존하는 것이 아니며, 이것은 근막성 그물망의 탄력

적인 변동이 이 움직임을 얼마나 잘 뒷받침하는지에 달려 있습니다.[28]

실제로 소방관이 되기 위해 실기평가를 준비 중인 환자에게 허리 굽힘의 유연성을 조금이라도 더 증가시켜주기 위해 근막을 이완하는 치료를 한 적이 있습니다. 신체 뒷면 전체에 해당하는 머리 뒤에서부터 발뒤꿈치까지의 근막을 푸는 치료를 하기 전과 후 허리 굽힘의 정도에서 차이가 보여 실기평가 전 집중적인 치료를 해서 평가 결과를 향상시켰습니다.

근막은 외부 자극을 받아들이는 수용기로서의 역할도 합니다. 관절이 위치를 잡는 도중 그 스트레스가 주로 콜라겐 층을 통해 전달되며, 또한 연관된 기계수용기들을 작동시키는 일에도 관여합니다. 근막은 신경에 풍부하게 분포되어 있으며 신경총으로 덮여 있습니다.[29]

가령 다음과 같은 상황을 떠올려봅시다. 두 사람이 보자기의 모서리를 팽팽하게 해서 맞잡습니다. 그 상태에서 보자기 위로 공을 하나 올려놓으면 눈을 감고도 보자기 끝에 전달되는 힘으로 공이 어디에 놓여 있는지를 알 수 있습니다. 이렇듯 근육, 신경, 장기를 감싸고 있는 근막은 외부로부터의 자극을 받아들이고 그 정보를 뇌로 보내 연관된 구조물의 움직임, 위치에 관한 정보를 제공합니다.

근육을 힘, 움직임을 조절하는 관절과 관절 사이를 연결하는 기계적 구조물로만 이해해서는 안 됩니다. 우리 몸을 하나하나의 독립된 기능 단위로 볼 것이 아니라 근막이라는 결합조직을 통해 유기적으로 연결된 구조물로 이해해야 합니다. 다시 말해 우리 몸을, 자극을 뭉뚱그려 같이 받고 연결되어 작동하는 탄력성을 가진 하나의 덩어리로 인식해야 합니다.

여기서 기존의 해부학에서 설명되지 않았던 통증의 실체가 밝혀집니다. 척추의 뼈, 관절 구조에서 원인이 밝혀지지 않은 요통을 어떻게 설명하겠습니까? 바로 허리의 연부조직(근육, 인대, 근막)에서 그 실마리를 찾을 수 있습니다. 교통사고로 인한 충격은 뼈, 관절의 구조물에만 오는 것이 아니라 탄력성을 가진 하나의 큰 덩어리인 우리 몸 전체가 받습니다. 따라서 교통사고 후유증 치료에서 근막의 긴장을 풀기 위한 치료가 핵심입니다.

임상에서 근막의 긴장을 푸는 방법은 실로 다양합니다. 한의원에서 염좌를 치료하는 거의 모든 치료 방법은 근막의 긴장을 이완시키는 데 의미가 있다고 생각하면 됩니다. 근육과 근막을 따로 떼어놓고 생각할 수 없으므로 근육의 경직을 푸는 것도 근막을 치료하는 것이라고 말할 수 있습니다.

'한의원' 하면 처음 떠오르는 치료가 침치료입니다. 그런데 똑같은 침치료를 하더라도 치료의 지향점이 어디냐에 따라 결과가 다를 수 있습니다. 전통적인 한의학 관점인 경락이론을 가지고 치료하는 내상질환 치료(외상으로 인한 근골격계 손상에 대비한 치료) 외에 외상질환에서는 치료의 지향점이 근막의 회복입니다.

예를 들어 '체했을 때 손가락을 침으로 따는 것'은 족양명위경足陽明胃經이라는 위장과 관련된 경락의 혈자리를 이용해 위장을 치료하는 행위입니다. 이 경우 침이라는 도구를 가지고 내상질환을 치료하기에 근막 치료를 하는 것이 아닙니다. 이는 전통적인 한의학의 침치료 행위입니다.

이에 반해 발목이 삔 것을 치료하는 것은 인대 염좌를 치료하는 것이고, 허리에 담이 결려 움직일 때마다 뜨끔뜨끔 통증이 오는 것을 침으로 치료할 때에는 기립근, 요방형근 등의 근육 염좌를 치료하는 것이기에 근막을 치료한다고 볼 수 있습니다.

여기에도 이견은 있습니다. 역으로 허리, 발목 염좌를 경락 이론에 따른 혈자리로 치료할 수도 있고, 체했을 때 손가락을 따는 치료도 해석하기에 따라 내장근막으로 연결된 병을 치료하기에 근막 이론으로 치료한다고 할 수 있습니다.

미국에서 근막경선이 동아시아의 전통의학인 중의학, 한의학의 경락과 유사하다는 연구가 여러 건 있습니다. 이런 구별 자체가 의미 없을 정도로 요즘은 한의학과 미국 최신의학의 한 파트인 정골의학osteopathy이 융합되고 있습니다. 따라서 환자 입장에서는 하나하나 구별하는 것이 의미가 없을 수 있습니다.

한의원에서 하는 핫팩, 적외선 치료IR 같은 간단하면서도 기본적인 열치료도 근막을 이완시킵니다. 열치료는 근육 경직이나 근육통에 흔히 사용됩니다. 예를 들어 동결견(오십견)은 어깨 관절의 운동 범위를 제한합니다. 이때 어깨 관절 주변에 적당한 온열 자극을 하면 통증이 줄어들고 어깨 관절의 운동 범위가 증가하게 됩니다. 스트레칭도 그렇습니다. 운동을 하기 전 적당한 스트레칭 혹은 준비운동(근육의 워밍업)은 근막을 이완시켜 운동 범위를 증가시킵니다.

다음으로 물리치료기, 진동자극기 같은 의료기구를 통해서도 근막을 이완시킬 수 있습니다. 온열 자극, 물리치료기, 진동자극기를 이용한 치료는 부드러운 자극 위주로 행해져야 합니다. 뭐든지 과유불급이라고, 통상적인 온도를 벗어난 온열 자극은 오히려 근막의 긴장을 유발하고 물리치료기, 진동자극기를 통한 치료도 과하면 근막의 긴장을 더 유발할 수 있습니다. 급성요추 디스크탈출증 환자는 강한 자극이 들어가면 통증을 더 유발할 수 있으므로 치료 경과에 따라 자극의 강도를 미세하게 조절해야 합니다. 온열 자극, 의료기를 이용한 근막의 치료도 마찬가지입니다.

기술이 발달을 거듭해도 기계가 못하는 치료를 사람의 손으로 합니다. 급성 환자는 미세하게 자극의 강도를 조절해야 하고 치료 부위, 경과, 반응에 따라 진찰하면서 세심하게 치료를 해야 합니다. 이를 숙련된 사람의 손으로 합니다. 그것이 추나요법입니다.

추나요법推拿療法, Chuna Manual Therapy, CMT은 한의사가 손 또는 신체의 일부분이나 추나 테이블 등 기타 보조기구를 이용하여 환자의 신체 구조에 유효한 자극을 가해 구조나 기능상의 문제를 치료하는 한방 수기요법을 말합니다. 추나의학의 뿌리는 한의학 경전인 《황제내경》의 도인導引, 안按교에서 기원했고, 한의학 이론과 철학의 기반 위에서 역대 의가醫家들의 노력으로 발전을 거듭해왔으며 현대 임상 한의학의 비약물 요법에서 중요한 위치를 차지하고 있습니다.

현재는 국제 수준의 교류를 심화하고자 세계중의학연합회WFCMS, 척추건강전업위원회Spinal Health Professional Commitee, 세계수기근골의학연합회International Federation for Manual/ Musculoskeletal Medicine, FIMM, 미국정골의학연합회American Osteopathic Association, AOA와 상호교류를 통하여 세계적인 표준을

수용하면서도 한의학에 기반해서 발전한 한국 추나의학의 고유한 가치와 장점을 국제적으로 알려나가고 있습니다.[30]

이 요법은 미국의 정골의학(정식 의학의 범주 중 일부분), 중국의 중의학과 우리나라의 한의학의 경락, 경근 이론이 결합되어 교육, 시술되고 있습니다.(앞에서 말씀드린 근막경선, 즉 근막이 연결된 선이 한의학의 경락의 흐름을 따라 분포된 근육인 경근과 유사합니다.) 더불어 2019년 4월 8일부터 추나요법이 한방 물리치료의 한 부분으로서, 건강보험 적용 대상으로 인정되어 전국의 한의원, 한방병원에서 행해지고 있습니다. 추나요법은 건강보험 급여 편입 이후 대중화되고 그 효과를 입증받고 있습니다.

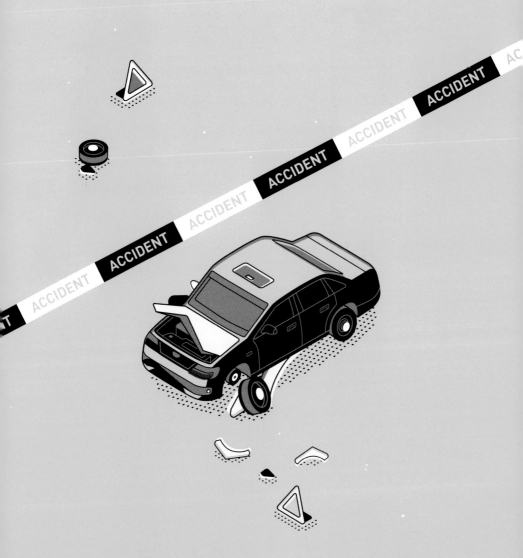

지속적인 두통, 울렁거림, 어지러움, 감각이 이상할 때의 대처법

교통사고 후유증이라고 하면 외상, 그리고 조금 더

나아가 두통, 어지러움 등 신체적인 증상에 대해서만

인정하고 환자 본인도 신체적인 증상에만 집착하고

있습니다. 시선을 더 확장해 인지 장애나 정서적인

신경정신과 영역에서도 치료 접근이 이루어져야 합

니다.

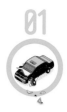

사고 후 속이 울렁거리거나 피부가 갑자기 벌게지는 증상

당신 자신의 회복을 인생 최우선으로 삼으라.
- 로빈 노우드

우리 한의원은 모 의과대학교 부속병원 근처에 있습니다. 대학병원에서 근무하던 의사들이 개원을 많이 해서 그런지, 원래 상업지라서 그런지 여러 과의 병원들이 많습니다. 그리고 그 근처로 학원들이 밀집해 있습니다. 진료를 마치고 병원에 불이 꺼지면 학원 불만 켜져서 이 일대의 풍경이 180도 바뀝니다. 통학 차량도 길거리에 주차가 많이 되어 있지요.

어느 날 고3 수험생 A양이 찾아왔습니다.

"그저께 교통사고가 났어요. 바로 요 앞에서 사고가 났어요. 학원 수업을 마치고 집에 가려고 학원 차에 앉아서 기다리고 있었는데 갑자기 다른 차가 뒤에서 박았어요. 그날은 별로 아픈지 몰랐는데 뭔가 속이 울렁거렸어요. 그러다 어제 계속 속이 울렁거려서 토를 했어요. 속이 계속 울렁거리고 어지러워요.”

“한창 공부해야 하는 학생인데 어찌하나, 한번 볼까요? 목을 움직이는
것은 어때요?”

“목은 움직여지는데요, 목을 살짝 움직이려 하면 어지러워요.”

“혹시 갑자기 일어나려고 하면 어지러워요? 배도 한번 만져볼까요.
여기 배를 꾹 누르면 아파요?”

“네, 갑자기 일어나려고 하면 머리가 팽 도는 것 같아요. 그리고 선생
님이 누르시니 여기 배가 아파요.”

이 학생은 경추성 현기증으로 진단했습니다. 한 연구에서는 만성 교
통사고 후유증을 앓고 있는 그룹에서 74퍼센트의 현훈(어지러움) 증상과
불안정성의 발생률을 보고하기도 했습니다.

후방추돌을 당하면 무방비 상태에서의 충격으로 목이 갑자기 앞으
로 숙여졌다가 펴집니다. 목 후면의 긴장으로 뒷목이 뻣뻣해지고, 어지
럽기도 하고, 속이 울렁거리기도 합니다. 교통사고 후 많은 분들이 하루
이틀 정도 이런 증상을 경험하곤 합니다.

20대 여성 B씨가 찾아왔던 일도 생각이 납니다.

“어떻게 오셨나요? 교통사고로 접수를 하셨던데요.”

“네, 일주일 전쯤 교통사고가 살짝 났었어요. 그런데 목이나 허리는
그렇다 처도 밥을 잘 못 먹겠어요. 약간 어지러운 것 같기도 하고 속이
울렁거려요. 소화가 안 돼서 배에 뭔가 들어찬 것 같다 보니 밥을 못 먹
겠어요. 교통사고가 나도 이렇게 속이 안 좋나요?”

이분은 머리 뒤통수부터 목뒤, 등, 허리까지 신체 뒷면의 긴장된 근육

표면인 근막을 푸는 치료를 하면서 목 주변 경직을 풀었습니다. 이때의 추나요법은 부드러운 기법 위주로 진행을 했습니다. 침치료, 물리치료도 반복하면서 속을 편하게 하는 한약 처방도 같이 했습니다. 다행히 치료를 시작한 지 일주일을 넘어서면서부터 차츰 식사량이 조금씩 늘어났고, 총 3주 정도의 치료를 거치고 나서 식사량을 예전같이 회복했습니다. 그리고 나서 꼬박 1년이 지난 뒤 다시 병원을 찾아왔습니다. 이번에도 교통사고 후유증 때문이었습니다. 정확한 직업은 모르지만 이분은 종일 차를 몰고 여기저기를 다니며 일을 하시는 것 같았습니다.

"작년에도 교통사고 후유증 치료를 하셨는데 또 오셨네요? 작년에 교통사고 후 식사를 하기 힘들다고 하셨었는데 치료하고 나서 괜찮아지셨지요?"

"네, 예전에 치료를 하고 나아졌는데 또 사고가 났네요. 조심한다고 해도 차를 타고 다니는 시간이 많은 데다, 가만히 있는 차를 누가 와서 박으니 피할 방법이 없더라고요. 교통사고가 나자마자 정형외과에 가서 엑스레이도 찍고, 내과에 가서 속도 살펴봤는데 이상이 없다고 하네요. 그런데 신기하게 이번에도 사고 후 속이 안 좋아요. 그러다 예전에 선생님께 치료를 받았던 게 생각나서 다시 찾아왔어요."

교통사고 이후 전형적인 통증인 목의 통증 이외에 속이 안 좋다는 분도 있습니다. 여기저기 검사를 해봐도 이상이 없다는데 이상하게 밥을 못 먹습니다. 이분도 경추성 현훈 증상으로 진단하고 치료했습니다.

특이 증상을 보인 분이 또 있었습니다. 30대 남성 C씨였습니다.

"교통사고가 지난주 수요일에 났는데요, 이상해요. 제가 어릴 때 아토피가 있었는데 중학교 때 이후로는 괜찮았거든요. 그런데 교통사고 후 그동안 괜찮던 아토피가 재발한 건지 목 주변이 벌게졌어요. 이럴 수도 있나요?"

C씨의 경우 교감신경계의 교란이 교통사고 이후 일어난 것으로 보였습니다. 교통사고 후유증을 중점적으로 진료하다 보니 다양한 환자를 만나게 됩니다. 단순 근골계 통증 이외에 특이한 증상을 보이는 분도 많습니다. 50대 남성 D씨는 불면증을 호소했습니다.

"교통사고가 난 지 일주일이 다 되어가는데 이상하게 잠을 잘 못 자겠어요. 목이 뻐근하게 아프기도 하지만, 잠이 안 와서 미치겠어요. 그러다 보니 일주일 새 살도 빠졌어요. 기운도 없고요."

"그래요? 사고 전에는 어떠셨어요? 드시던 약이 있었나요?"

"네, 사고 전에는 가끔 잠을 잘 못 자서 신경과에서 타다 놓은 수면제 반 알을 종종 먹었어요. 그 정도만 먹으면 그냥저냥 잠이 들었어요. 그런데 요새는 매일 수면제를 한 알씩 먹어도 잠이 안 와요."

D씨는 교통사고로 교감신경에 문제가 발생한 것이었습니다. 원래 가끔 불면증이 있었고, 교대 근무를 하는 직업적 특성이 위험요소와 관련이 있기도 했습니다.

우리 몸은 위험을 감지하면 방어를 하게 되어 있습니다. 바깥의 충격으로 인해 몸이 긴장되면 통증만 생기는 것이 아닙니다. 위험을 감지하면서 우리 몸은 예민해집니다. 머리에서 조절하는 것 중에 중추신경계 말고 자율신경계라는 것이 있습니다. 스트레스를 받으면 잠도 안 오고 밥맛도 없어지지요. 이처럼 교통사고가 자율신경계 중 교감신경의 항진을 일으키며 불면, 소화 장애를 만들어냅니다.

교통사고 후유증 환자를 치료하다 보면 전형적인 근골격계 통증뿐 아니라 다양한 증상을 보입니다. 사고 이후 갑자기 어지러운 증상, 속이 울렁거려서 구토를 하는 증상, 밥을 못 먹는 증상, 피부가 갑자기 붉어지는 증상, 잠을 못 자는 증상 등 다양한 증상을 가질 수도 있습니다. 이 또한 교통사고 후유증 치료의 범주에서 치료, 관리가 이루어져야 합니다.

앞의 B, C, D 환자도 A 환자처럼 긴장된 근육, 근막을 부드럽게 이완시키는 추나요법, 침치료, 물리치료를 실시했습니다. 이처럼 교통사고 후유증은 근골격계 통증에 구애받지 않고 환자의 증상을 있는 그대로 받아들이면서 적절하고 다양한 처방을 써서 치료를 해야 합니다.

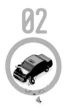

02

사고 후 어지럽고
발끝 감각이 이상한 증상

우리 속의 자연 치유력이 진정한 질병의 치유제다.
- 히포크라테스

근골격계의 증상 외에 특이한 증상을 보인 환자들을 생각하다
보니 제가 직접 진료를 본 환자는 아니지만, 저와 같이 한의사인
제 아내가 예전에 한의과대학 부속한방병원에서 진료했던 환자가 기억
이 납니다. 증상이 심해 병원에서 입원 치료를 해야 했던 환자로, 일반
한의원에서는 보지 못한 경우입니다.

40대 남성분이었는데 교통사고가 제법 크게 났습니다. 뇌진탕 증상
이 있어 혼수상태에 있다가 깨어나셨지요. 다른 부위의 골절은 타 의과
대학 부속병원에서 수술을 했습니다. 이후 골절은 유합이 다 되었는데
해결이 안 된 부분이 있었습니다. 바로 어지럼증이었습니다.

이분은 교통사고가 나면서 시신경에 문제가 생겨 안구운동이 정상적
이지 않았습니다. 눈동자가 정상적으로 잘 움직이지 않았다는 말이지

요. 수술할 정도의 시신경 손상은 아닌데 눈의 초점이 안 맞아서 눈만 뜨면 어지럽다고 호소했습니다. 수술은 의과대학 부속병원에서 하고, 어지러운 게 해결이 안 되어 한의과대학 부속한방병원으로 옮겨 치료를 이어갔습니다.

다행히 한방병원에 있으면서 침치료, 물리치료, 한약 처방 등의 재활 치료를 한 달여간 하신 후 회복이 되었습니다. 처음에는 눈만 뜨면 어지러워 아무것도 못하고 침대에 누워 있었는데 이제 좀 살 만해졌다고 하면서 퇴원 후 함께한 식사 자리에서 소주 한잔을 건네시던 그분의 모습이 생각납니다.

송○○ 님은 신경 손상으로 우리 병원을 찾아오신 분입니다. 이분은 교대 근무를 하는데 야간 근무를 마치고 퇴근하는 길에 교통사고를 당했습니다. 코너를 돌다가 새벽에 정차 중인 화물차를 발견하지 못해 사고가 일어난 것이었습니다. 속도를 줄이지 못한 채 추돌 사고가 그대로 나다 보니 몸의 충격이 컸습니다. 혼수상태에 빠져 수술도 했습니다. 얼추 시간이 지났으니 회복이 되어야 하는데, 병원에서 신경 손상이라고 진단을 받아서 그런지 온몸이 쑤시듯이 아프다고 했습니다. 뭔가 팔에 닿으면 찌릿찌릿하고요. 일반적인 목 디스크탈출증 환자랑은 다른 증상을 나타냈습니다.

경추 디스크탈출증 환자는 오래 앉아 있으면 통증이 더 생기고, 팔 쪽에 당기고 저린 증상이 나타나다가 누워서 안정을 취하면 증상이 다소 감소됩니다. 그러나 이 환자는 앉으나 누우나 증상의 차이를 느끼지 못하고, 부위 자체도 광범위하게 넓었습니다. 신경 손상으로 인한 통각,

감각 과민으로 의심이 되었습니다. 교통사고가 아니라도 외상으로 인해 가끔 이런 신경 손상 환자가 찾아옵니다.

박○○ 님은 연말에 술을 마시고 누군기와 시비가 붙었습니다. 그런데 상대가 밀치는 바람에 넘어지면서 엉덩이를 세게 박았습니다. 이후 갑자기 왼쪽 다리가 마비된 것처럼 감각이 이상해졌다며 한의원을 찾았습니다. 심지어 발에 힘이 없어서 나이 드신 어머니가 부축을 하고 병원에 오실 정도였습니다. 중풍인지 걱정이 돼서 어머니와 대학병원에도 같이 가본 다음 우리 병원을 찾은 것이었습니다.

발목이 안 젖혀지고 발에 힘이 풀린 것이 보였습니다. 다행히 왼쪽 다리만 그렇고 팔은 정상이었습니다. 말할 때 발음에 문제도 없고, 다친 부위의 엉덩이 밑으로만 감각, 운동의 장애가 보였습니다. 중풍 같은 뇌출혈, 뇌경색은 한쪽 다리와 같은 한쪽 팔의 감각, 운동 장애, 그리고 발음 이상 등의 다른 소견들이 중복됩니다. 그런데 다친 부위 밑으로만 증상이 나타나기에 말초신경이 다친 것으로 보였습니다.

또 다른 여성 환자는 멀리 남아메리카에 여행을 갔다가 오는 길에 너무 피곤하다 보니 비행기에서 팔을 베고 그대로 열 시간 가까이를 잠이 들었는데, 이후 오른팔에 힘이 없고 주먹도 안 쥐어지면서 마비가 찾아왔습니다. 말초신경이 눌린 것이었습니다. 이런 신경 손상이 교통사고 후에도 찾아옵니다.

중풍 이야기가 나와서 말인데, 외상성 뇌출혈 환자도 치료를 한 적이 있습니다. 20대의 송○○ 님은 교통사고가 나면서 머리를 심하게 부딪혔습니다. 사고 순간은 기억이 나는데 깨어나 보니 병원이었다고 합니다. 잠시 기절을 한 것이었습니다. 머리가 어지럽고 울렁거린다고 했습니다.

2주일 정도 병원 입원 치료를 하면서 안정을 취했는데도 머리가 아파 추가적으로 MRI 검사를 했습니다. 그 결과 두개내출혈로 8주 진단이 나왔습니다. 퇴원 후 우리 병원을 찾은 그분은 허리와 목이 아직 뻐근하면서 발끝의 감각이 이상하다는 증상을 호소했습니다.

흔히 엉치가 뻐근하면서 다리의 저림, 당김 증상이 나타나면 허리 충격으로 인한 디스크탈출증 소견을 의심합니다. 그러나 그런 증상은 없고 발가락 끝의 감각만 문제가 있었습니다. 다행히 두개내출혈의 출혈량이 크지 않았고, 다른 후유증은 거의 남지 않았는데 아직 발가락 주변의 신경 문제가 일부 남은 것으로 보였습니다.

예전에 농촌 중소도시에서 근무할 때 70대 할아버지 환자분이 찾아오신 적이 있습니다. 중풍 후유증을 가지고 내원을 한 것이었는데, 언제 어떻게 증상이 나타났는지 들어보니 2년 전 시내에서 술을 많이 드신 후 경운기를 몰고 집으로 돌아가던 중 조작을 잘못해 그대로 논두렁에 꼬꾸라진 것이었습니다. 그러면서 머리를 부딪히고 기절을 했는데 밤이라 주변에 아무도 없다 보니 아침까지 그대로 방치되었습니다. 다음 날 병원에서 수술을 받고 입원 후 퇴원을 했는데 이후 중풍 후유증이 남았습니다. 한쪽 발을 절고 한쪽 팔에도 힘이 없는 중풍 후유증이 그대로 남아 있었습니다.

교통사고 후 이런 신경 손상 환자들도 심심찮게 있습니다. 손상 정도에 따라 후유증이 남는 경우도 있고, 후유증이 거의 없이 회복되기도 합니다. 중요한 것은 손상 정도가 크든 적든 적절한 치료를 조기에 받는 것입니다. 수술치료, 그리고 이어지는 재활치료가 적절히 이루어져야 후유증을 최소화할 수 있습니다.

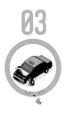

03 사고 후 살짝만 손을 대도 찌릿하고 아픈 증상

병에 걸리기 전까지는 건강이 얼마나 중요한지 모른다.
- 토마스 풀러

계속 강조하지만 교통사고 후의 통증은 기존의 병리해부학(시체 해부로 질병의 원인, 질병으로 인한 장기나 조직의 변화, 사인 등을 찾는 학문)적인 접근으로만 판단할 수 없습니다. 사고 후의 여러 불편한 점이 눈으로 증명되는 병리적인 조직의 염증 혹은 방사선적인 검사나 해부학적인 접근만으로는 해석이 안 되는 경우가 많은 것이지요. 그러다 보니 편타 손상, 즉 교통사고 후유증에 대한 여러 연구는 환자가 호소하는 증상의 과정을 유심히 듣는 쪽으로 변하고 있습니다. 병리해부학적인 진단에서 병태생리학(병으로 인한 여러 가지 생리적 변화를 연구하는 학문)적인 접근으로 옮겨가는 것이지요. 또한 뒤에서 자세히 언급하겠지만 임상심리학적인 접근도 이루어집니다. 외상 후 스트레스 장애로 정의되는 사고 후 트라우마, 심리학적인 부분이 포함이 됩니다.

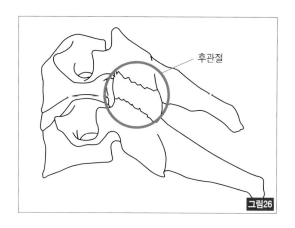

후관절

그림26

　그중 사고 후의 '통각과민'에 대해 살펴보겠습니다. 통각과민이라는 것은 살짝만 움직여도 아프고, 살짝만 눌러도 아픈 경우입니다. 통각과민은 특히 경추를 중심으로 한 교통사고 손상 환자에게 발생할 수 있다고 입증된 연구가 있습니다.[31]

　교통사고 환자가 사고 초기에 통각과민이 있는지를 체크하는 것은 중요합니다. 이러한 통각과민은 교통사고 이후 초기부터 나타납니다. 다른 연구 논문에서는 증상이 없거나 경미한 증상이 지속되는 환자들에게서 나타나는 통각과민은 2~3개월 정도 지나면 호전되는 것으로 나타났습니다. 그러나 사고 후 6개월, 2년이 지난 시점에서도 중등도 내지는 심각한 증상을 지속적으로 호소하는 교통사고 손상 환자들에게서는 통각과민이 변함없이 지속되었습니다.[32]

　경미한 사고에도 정도가 다를 뿐 통각과민이 나타날 수 있습니다. 사고 후 3주 지나 어느 정도 통각과민이 있는지에 따라 치료 예후에서의 차이가 보입니다. 작은 압력에도 통증을 느끼는 환자는 시간이 지나도 회복이 더딥니다. 물론 치료의 개입으로 인해 압력에 대한 내성(참는 힘)은 올라갈 수 있으나, 초기 3주에 통각과민의 정도가 높은 환자는 회복이 더디게 나타납니다.

심한 통증과 장애, 많은 나이, ROM(관절 운동 범위)의 소실, 외상 후 스트레스 증상과 더불어 냉각과민 및 말초혈관 수축 장애의 조기 출현은 교통사고 후 6개월에 불량한 예후를 암시하는 것으로 알려져 있습니다.33 그래서 임상에서도 사고 초기 유독 자극에 예민한 환자는 만성화될 가능성이 높기에 더욱 유의 깊게 치료를 하고 있습니다. 똑같이 사고가 났는데 유독 움직임이 불편한 분들은 교통사고 후유증이 만성화될 가능성이 높은 것이지요.

그러면 통각과민은 왜 일어날까요? 통각과민은 국소적이냐, 전신적이냐로 나눌 수 있습니다. 그중 국소적인 통각과민은 말초의 경추 구조물에 손상이 일어나면서 이 부분이 만성기까지 낫지 않고 지속되어 나타납니다. 경추 구조물 중 후관절이 중요한 역할을 합니다. 후관절이라는 것은 척추의 뒷면 관절인데요, 후관절은 척추가 비틀리는 회전을 할 때 과도한 회전을 방지하고, 젖히거나 굽히는 동작을 할 때 척추 관절들을 안정화하는 역할을 합니다. 또한 척추로 가는 무게를 지탱하는 역할을 하지요.

그 구조물 속의 말초 유해수용기라는 통증을 받아들이는 부분이 감작sensitization인데, 이는 통증을 인지하는 장치가 민감하게 반응해서 생깁니다. 근육에는 전기 신호를 올려 보내주는 전깃줄이 있습니다. 말초신경이지요. 그 말초신경에 센서가 있는데 이 센서가 과하게 반응하는 것입니다. 충격을 받으면 경추 구조물 속의 센서가 고장납니다. 즉, 국소적인 통각과민은 손상된 경추 조직 때문에 찾아옵니다.

전신적 감각과민도 있습니다. 좁은 부위의 예민한 동증 이외에 온몸이 아프다고 하는 경우도 있습니다. 앞에서 근막의 긴장이라고도 해석을 했지만 이때는 조금 다릅니다. 온몸이 긴장되어 몸살에 걸린 것처럼 아픈 것하고 감각과민은 비슷한 것 같지만 다릅니다. 감각과민은 압통, 즉 눌렀을 때 아픈 느낌 혹은 찬 것에 닿을 때 느끼는 냉각과민 같은 압통이나 온도 등을 느끼는 감각의 문제를 이야기하는 것입니다. 한마디로 온몸이 인체에 주어지는 자극에 예민해진 것을 전신적 감각과민이라고 합니다.

전신적 감각과민에 대한 실험이 있었습니다. 긴장된 목 근육을 국소마취 하고 나서 반응을 살펴보았는데요, 이후에도 과민성은 감소하지 않았습니다. 이 결과를 보고 전신적 감각과민은 중추신경계에서 작용하는 것으로 결론 내렸습니다. 국소적 감각과민과 달리 뇌하고 연결된 중추신경계의 문제로 보는 것입니다.

통각과민의 원인에 대해 의학적으로 다소 어렵게 살펴봤는데요, 왜 그랬을까요? 교통사고 후유증을 치료할 때 근골격계의 해부학적 문제에서 벗어나 신경의 문제로 봐야 하기 때문에 그렇습니다. 국소적 감각과민은 말초신경의 문제, 그리고 전신적 감각과민은 중추신경계의 역할이 작용한다는 것을 알고 신경계적인 문제로 치료에 접근해야 합니다. 또한 심리적 스트레스나 분노는 교통사고 후유증 환자에게 통증의 역치에 대한 반응이 영향을 미칠 수 있다는 사실을 알고 접근을 해야 하는 것입니다.

그러면 만성으로 될 가능성이 높은 중요한 감별점인 통각과민을 가진 환자에게는 어떤 치료의 접근이 필요할까요? 일단 초기에 통각과민 환자로 감별이 되면 치료 자극들이 신중해야 합니다. 낮은 자극부터 시작해서 통증이 유발되지 않는 범위 내에서 점진적인 자극의 증가로 이루어져야 합니다. 통각과민 환자라고 감별이 안 된 상태에서의 일반적인 자극은 오히려 환자에게 해가 될 수 있습니다.

목에 대한 수기요법은 장기적으로 통증과 장애에 영향을 미칠 뿐만 아니라 단기간에 목의 통각과민을 감소시키는 것으로 밝혀져 있습니다.34 수기요법 중 부드러운 요법 위주로 신중하게 이루어져야 합니다. 부드러운 수기요법과 특수 운동 같은 물리치료적인 접근은 효과가 있는 것으로 알려져 있습니다.

결론적으로 교통사고 환자에게서 손상 직후 감각의 변화를 체크하는 것이 중요합니다. 국소적 혹은 전신적 통각과민이 있는지 살펴보고 가급적 초기에 진단이 내려져야 합니다. 통각과민이 있는 경우 더 세심하고 부드러운 자극 위주로 적절한 치료가 하루빨리 이루어질 때 교통사고 후유증이 만성으로 진행되는 것을 막을 수 있습니다.

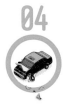

04 치료를 해도 어지럼증이 차도가 없을 때

신체와 정신의 건강을 지켜라.

- 클레오불로스

앞에서 살펴본 것처럼 교통사고 이후 외상이 없더라도 어지럽고 속이 울렁거리는 환자들이 많습니다. 외상이 없다고 그냥 방치하거나, 사고 이후 시간이 지나도 계속 어지럽다고 치명적인 뇌출혈이 있는지 MRI 검사를 해보는 모 아니면 도(혹은 All or None 전략)라는 생각으로 접근해서는 안 됩니다. 교통사고 이후 어지러운 문제가 어떤 원인에 의한 것인지, 어떻게 측정해야 되는지, 혹은 다른 어지러움을 만드는 원인과 어떻게 감별해야 하며, 어떤 관점으로 치료해야 하는지 전략을 세심히 설정해야 합니다.

교통사고 이후 앞에서 설명한 통각과민과 더불어 감각운동 조절에도 영향을 받습니다. 경추 관절의 위치 감각, 안구 운동 조절, 자세 안정성의 장애는 특발성 목 통증 및 교통사고 손상 후 발생하는 목 통증 환자들에게서 특징적으로 나타납니다. 더불어 현훈이나 불안정 같은 증상이 남을 수도, 남지 않을 수도 있습니다.[35]

사고 이후 어쩔어쩔함, 어지러움, 울렁거림은 초기 혹은 만성적으로 누워 있다가 일어난다든지, 문지방을 넘을 때 휘청하는 느낌 등 교통사고 후유증 환자에게서 흔히 나타납니다. 만성 교통사고 상해 증후군을 앓고 있는 그룹의 74퍼센트에서 현훈 증상과 불안정성 발생률이 보고되었습니다.[36]

사실 경추성 현훈이라 일컬어지는 목의 충격으로 인한 어지러움은 추골동맥 부전, 미세 뇌 손상, 말초 전정성 질환(신체의 중심을 잡는 귀 안의 전정기관으로 인한 질환)과 같은 여러 잠재적인 요인을 포함합니다.[37] 추골동맥은 경추 사이로 지나가면서 뇌의 저측면(뇌의 밑바닥)을 지나가는 혈관입니다.

가끔 선천적으로 추골동맥이 기형으로 생긴 분을 임상에서 봅니다. 목을 뒤로 젖히면서 회전을 하면 추골동맥의 압박으로 어지러움을 호소하시는 분들인데요, 이런 증상을 가진 분들은 목을 급격히 꺾는 고속저진폭의 뼈의 소리가 나는 강한 자극의 수기치료를 신중히 해야 할 환자군으로 구별됩니다.

선천적으로 추골동맥의 기형이 있을 수도 있고, 혹은 교통사고에 의해 추골동맥에 손상을 입으면 혈류의 장애가 생길 수 있습니다. 그러나 교통사고로 추골동맥에 손상을 받는 경우에는 골절이나 탈구가 없이는 혈류의 장애가 거의 일어나지 않습니다.

만약 혈류의 장애가 발생하더라도 '측부 순환'이라고 해서 다른 쪽 혈

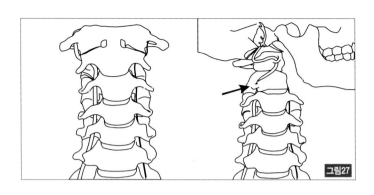

그림27

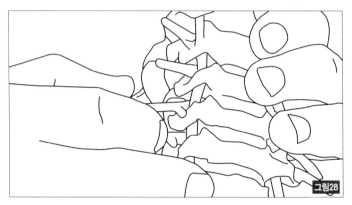

그림28

관을 통해 혈류가 순환하는 보상을 일으키기에 증상이 없을 수 있으므로 추골동맥 혈류에 이상이 있어도 일반적으로 어지러움을 호소하지는 않습니다.**38** 하지만 치료술을 선택하는 데에는 주의를 기울여야 할 요인이 됩니다.

교통사고 당시 뇌의 충격도 어지러움을 유발할 수 있습니다. 그중 머리에 직접적인 충격이 있거나, 혼수상태 혹은 뇌진탕 증후군의 증상을 호소하는 경우가 더욱 그렇습니다. 뇌진탕 증후군에 대해서는 뒤에서

모르면 나만 고생하는 교통사고 후유증

다시 자세히 설명해드리겠습니다.

임상적으로 전정 장애(귀의 가장 안쪽에 있는 내이에 위치하며, 몸의 균형을 담당하는 평형기관의 장애)는 어지러움 증상에 있어 처음으로 고려되어야 할 요소입니다. 역으로 전정 장애가 진단되지 않을 시에는 경추성 원인을 고려합니다.[39]

교통사고 환자가 어지러움을 느끼는 원인이 전정 장애인지, 경추성인지 살펴본 한 연구에서는 '전정 장애가 73퍼센트, 경추성 어지러움이 23퍼센트의 원인을 가졌다고 보고했습니다.[40] 또 다른 연구에서는 교통사고 환자 중 절반이 약간 전정 과활성을 가지고 있었지만, 대부분의 전정 검사에서 정상으로 나왔다고 발표했습니다.[41]

결론적으로 어지러움의 원인 중 전정기관의 장애 이외에 손상된 목 관절과 유해수용체의 비정상적인 작동으로 인한 경추성 어지러움이 많은 부분을 차지하고 있습니다. 즉, 목 주변 근골격계의 긴장으로 인한 어지러움이 많기에 치료의 목표는 근골격계의 긴장을 줄이는 것이어야 하지요.

전정 장애와 경추성 현기증은 증상에 약간의 차이가 있습니다. 전정 장애가 원인이 되는 진성 현기증true vertigo은 본인과 주위가 회전하는 느낌을 받는 반면, 경추성 현기증은 공간에서 방향성이 변화되고 평형을 잡지 못하는 비특이적 감각으로 묘사됩니다.[42] 이렇게 임상에서는 감별을 하나, 교통사고 환자는 전정 장애의 요인을 그 원인에 맞게 이비인후과 영역에서 치료를 고려해야 하며, 경추성 원인은 경추 구조물의 손상 회복을 목표로 설정해 치료를 해야 합니다.

교통사고 후 감각 운동 조절 장애를 평가하는데, 현재 일반적으로 사용되는 측정 방법에는 경추의 관절 위치 이상, 자세 불안정성, 안구 운동 조절의 세 가지 측정 방법이 있습니다.[43] 경추의 관절 위치 이상은 환자가 회전을 시작할 때와 다시 제자리로 돌아올 때의 차이를 측정하면서 머리의 위치를 정위치로 다시 돌리거나, 시야를 가린 채 미리 정한 목표를 향해 위치시킬 수 있는지를 검사하는 것입니다.[44] 이 검사를 통해 엄밀히 전정 장애인지 경추성 현기증인지를 감별할 수는 없지만, 한 연구에서는 경추를 치료하고 난 후 어지러움 증상이 감소되고 경추 재위치의 정확성이 개선되는 것을 확인할 수 있었습니다.

자세 불안정성은 한 발 앞에 다른 발을 일자로 두고 서 있는 일렬 서기를 잘하는지 평가하는 것입니다. 어릴 때 한 손은 코를 잡고, 한 손은 코끼리 코 모양을 만들어 뱅글뱅글 돌다 달려 나가는 놀이를 해봤을 것입니다. 이때 어지러움을 느끼면 쭉 바로 걸어가기 힘들지요.

인위적으로 일렬 서기를 하는 것은 교통사고 후에 어지러움 증상을 갖게 된 환자에게는 어렵습니다. 이러한 현상은 전정 장애를 가진 환자에게서도 나타나지만, 경추성 현기증 환자에게서도 나타납니다. 하지만 또 다른 연구에서는 교통사고 환자에게 지속적으로 목을 뒤로 젖혀 목의 근육 피로를 유발했을 때 자세의 흔들림이 증가하는 것을 확인했습니다.[45]

안구 운동 조절은 여러 상황에서 평가를 내립니다. 움직이는 목표에 눈이 느리게 따라가는지 평가하는 검사, 고정점을 바꿈으로써 빠른 눈 움직임이 가능한지 평가하는 검사, 사람이 움직이고 있을 때 목표에 시선을 고정시킬 수 있는지 평가하는 검사 등을 실시합니다. 그중 움직이는 목표에 눈이 느리게 따라가는지 평가하는 원활추종 안구 운동 조절이 특이적으로 교통사고 후유증에서는 나타나지만, 전정 장애나 중추신경계 기능 장애를 가진 환자에게서는 나타나지 않는다는 연구가 있었습니다.

다른 연구에서는 사고 직후 안구 운동 장애가 있을 경우(전체 중 20퍼센트) 적어도 8개월까지는 장애 증상들이 지속된다는 것을 발견했습니다. 역으로 초기에 안구 운동이 정상인 나머지 80퍼센트의 환자는 손상 후 8개월까지 거의 회복되거나 약간의 불편함만 남았다고 합니다.46 따라서 안구 운동 장애는 교통사고 이후 만성화될 증상 중 하나로 보입니다. 앞서 제 아내가 치료했던 환자가 이 경우였지요.

교통사고 이후 침치료, 수기치료는 어지러움에 의미 있는 치료로 밝혀졌습니다. 침은 경추 관절의 위치 감각, 현기증, 기립 균형을 개선시키고 수기치료 또한 어지러움, 경추 관절 위치 이상, 동작 범위를 개선시키는 것으로 나타났습니다. 또한 근지구력을 향상시키는 것이 균형 장애를 치료하는 데 도움이 될 수 있습니다. 더불어 전정기능 재활 프로그램 적용으로 균형 감각이 개선되고 현훈 증상이 줄어드는 것을 발견했습니다.47

교통사고 환자에게서 어지러움을 포함한 감각 운동 조절 장애에 대한 경추 관절 위치 이상, 자세 안정성, 안구 운동 조절의 평가가 다면적으로 이루어져야 하며, 그에 따른 적절한 치료를 설계해서 체계적인 치료 접근이 조기에 시행되어야 하겠습니다. 결론적으로 이렇듯 교통사고 후

어지러움의 원인을 다면적으로 진단, 감별해서 적절한 치료를 조기에 시행함으로써 교통사고 후유증이 만성화로 진행되지 않도록 신경 써야 합니다.

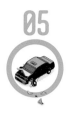

05 신경정신과적 접근이 필요한 뇌진탕 증후군

> 몸은 도구다. 마음은 그 도구를 움직이는 기능, 증거, 보상이다.
> - 조지 산타야나

외상성 뇌 손상은 선천적 혹은 후천적 퇴행성 손상이 아닌[48] 외부의 타격, 충격에 의한 뇌 손상입니다. 선천적 뇌병변 장애, 퇴행화되는 파킨슨병, 혹은 흔히 뇌출혈이나 뇌경색으로 일컬어지는 중풍은 포함되지 않습니다. 여기서는 외상성 뇌 손상 중 뇌진탕 후 증후군을 중심으로 말씀드리겠습니다.

뇌 손상에 대한 진단 및 치료는 의학적으로 발전을 거듭해왔습니다. 하지만 이와 더불어 뇌 손상 후유증 환자 혹은 외상 없는 두부 손상 환자의 수도 더욱 증가했습니다. 뇌에 직접적인 타격이 가해진 이후의 환자, 혹은 직접적인 타격은 가해지지 않았지만 가속, 감속에 의한 2차 손상 환자의 비율은 더욱 많아졌습니다. 즉, 앞에서 언급한 대로 교통사고로 인한 편타 손상 환자는 더욱 늘어나고 있습니다.

앞에서 살펴본 대로 교통사고 환자 중에는 어지럽고 속이 울렁거리고 심지어 구토를 하기도 하는 환자, 갑자기 잠이 안 오거나 가슴이 벌렁벌렁거리거나 두통을 가진 환자가 있습니다.

임상적인 측면에서 뇌진탕 증후군 환자들은 증상에 따라 세 가지 증상군으로 나누기도 합니다.

첫 번째 군에서는 인지 장애(기억 감소, 주의력 감소, 집중력 감소)를 주로 보이고, 두 번째 군은 신체적인 호소(두통, 피로, 불면, 어지러움, 귀 소리, 소음이나 빛에 대한 과민성)를 주로 보이며, 세 번째 군은 정서적인 증상(우울, 과민성, 불안)의 호소를 주로 보입니다.49

교통사고 후의 뇌진탕 증후군에서 정서 장애를 보인 환자에 대한 여러 연구에서 두부 손상의 정도와 정신신경증의 정도가 역상관 관계에 있다는 주장이 있습니다. 손상이 적을수록 정신신경증의 정도가 더 심하다는 다소 의아한 주장입니다.

한 연구에서는 외상으로 두부 손상을 입은 환자의 정서 상태를 객관적으로 평가하기 위한 다면적 인성검사MMPI를 통해 대다수의 환자들이 정서 장애를 보였으며, 심한 두부 손상을 입은 환자군보다 경미한 두부 손상을 입은 환자군이 오히려 더 심한 정서 장애를 보인다고 주장했습니다.50 하지만 실제 임상에서는 정서 장애뿐 아니라 앞에서 말씀드린 대로 여러 신체 증상이 나타나고 있는 게 사실입니다. 가속, 감속에 따른 목의 뒷면 구조물의 손상이 이런 증상을 증명합니다. 이 환자들은 인지 장애, 신체 증상, 정서 장애를 경험하면서 오히려 이런저런 오해로 치료적인 면에서 소외당하는 감정을 느껴 이런 연구 결과가 나오지 않았나 생각합니다.

뇌 손상으로 인해 나타날 수 있는 신체 증상은 다양합니다. 그중 뇌진탕 증후군 환자에게서도 일부 증상이 나타날 수 있습니다. 뇌 손상으로 인한 자율신경계의 징후들은 우리가 쉽게 이해할 수 있습니다. 사고를 당했을 때의 놀람으로 인한 증상들이 유추됩니다.

교통사고로 놀라면 맥박과 호흡이 빨라지고 체온도 상승하겠지요. 혈압도 올라갈 수 있습니다. 과도한 땀, 침 분비, 눈물, 피지 분비도 자율신경계 영향으로 생길 수 있고(앞에서 교통사고 이후 아토피 증상이 재발된 경우도 있었지요) 동공 확장(눈이 휘둥그레지지요), 그리고 구토도 자율신경계 징후들에 포함됩니다. 운동, 감각신경, 특히 시각의 변화도 나타날 수 있습니다.

뇌 손상이 심하면 마비가 올 수 있고, 뇌신경의 손상으로 인한 눈 근육 마비, 안면 마비, 전정 반사의 문제(앞에서 설명했듯이 균형 감각의 이상으로 어지러움이 있을 수 있습니다), 연하 곤란(삼키기 힘듦), 발음의 부정확, 혀 근육의 마비가 있을 수 있습니다. 뇌 손상은 움직임의 나쁜 협응력, 운동 조절의 소실, 나쁜 균형 감각 등 운동 기능에도 영향을 미칩니다. 감각과 지각력의 변화도 일으킬 수 있습니다.[51]

예를 들어 빛이나 소음에 대한 과민 반응, 시각 또는 청각의 소실 혹은 감소, 시야 범위 변화[52], 말초신경이 느끼는 저림, 통각과민 등이 뇌진탕 증후군에 해당됩니다. 뇌진탕 증후군은 이런 뇌 손상으로 인한 변화 중 일부 증상들이 같이 나타날 수 있습니다.

마지막으로 뇌진탕 증후군 환자에게 나타날 수 있는 증상군은 인지 장애입니다. 《신경계재활》이라는 책에서는 뇌 손상으로 인한 인지, 인격 그리고 행동 변화 결과를 다음과 같이 설명했습니다.

'임시적 또는 영구적인 지적 기능의 장애, 기억력 소실, 짧아진 수의 집중 기간, 혼란, 동기의 변화, 행동 기능 소실(행동 기능은 1. 목표를 선택하는 것, 2. 계획을 발전하는 것, 3. 계획을 실행하는 것, 4. 계획의 실행을 평가하는 것 포함), 문제 해결 능력의 감소, 개시의 결손, 추론의 소실, 불량한 추상적 생각, 행동 변화(불안정, 억제되지 않는 분노, 이상 행복감), 못견딤증, 부적절한 성적 행동, 고립, 충동성, 과행동성'[53]

교통사고 환자는 사고 후 무언가 이상한 것 같은데 말로 설명할 수 없는 변화를 스스로 느낍니다. 괜히 만사가 귀찮고, 업무에도 집중할 수 없고, 짜증이 납니다. 무언가를 자주 잊어버리기도 합니다. 겉은 멀쩡한 것 같은데 사고 전과 몸의 컨디션이 다릅니다. 《뇌진탕 후 증후군 환자의 임상심리학적 특성》[54]이라는 책에서는 '뇌진탕 증후군 집단의 인지 장애 중에서 특히 기억력과 정신 운동 속도의 저하가 교통사고 환자에게 특징적으로 나타난다'고 설명했습니다.

지금까지 교통사고 후 뇌진탕 증후군 환자의 다양한 증상군을 살펴보았습니다. 교통사고를 한 번이라도 당해봤다면 '맞아, 나도 이런 증상이 있었던 것 같아'라고 생각할 것입니다. 그러나 아직 교통사고 후유증이라고 하면 외상, 그리고 조금 더 나아가 두통, 어지러움 등 신체적인 증상에 대해서만 인정하고 환자 본인도 신체적인 증상에만 집착하고 있습니다.

시선을 더 확장해 인지 장애나 정서적인 신경정신과 영역에서도 치료 접근이 이루어져야 합니다. 특히 정서적인 고통을 받고 있는 환자들에 대한 오해를 이제는 끝내야 합니다. 뇌진탕 증후군 환자에 대해 조금 더 관심을 갖고 치료가 이루어져야 합니다.

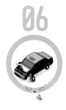

06 두통은 증상에 따라 치료법이 달라야 한다

미래의 의사는 환자에게 약을 주기보다 환자가 자신의 체질과 음식,
질병의 원인과 예방에 관심을 갖도록 할 것이다.
- 토마스 A. 에디슨

교통사고 후 어지러움, 울렁거림도 흔하게 나타나지만 두통 환
자도 많습니다. 현대의학에서 풀어야 할 숙제 중에 뇌 분야가 있지요.
그만큼 흔한 증상이지만 두통의 원인은 다양합니다. 두통은 편두통, 긴
장성 두통, 군발성 두통과 같은 1차성 두통, 그리고 다양한 원인들에 의
해 발생한 2차성 두통으로 분류할 수 있습니다. 경추 구조의 손상으로
인한 경추성 두통은 2차성 두통에 속합니다.[55]

편두통은 머리 혈관의 기능 이상을 원인으로 봅니다. 긴장성 두통은
심한 스트레스나 긴장된 자세 때문에 주로 뒷목이나 뒷머리 또는 머리
전체에 생기는 두통이며, 신경을 많이 쓰면서 생기는 스트레스 자극, 목
의 긴장이 원인입니다. 군발성 두통은 '떼두통'이라고도 하며, 매우 심한
통증이 밤마다 주기적으로 몇 주 또는 몇 개월에 걸쳐서 나타나는 두통

입니다. 편두통과 마찬가지로 뇌 신경전달물질인 세로토닌과 혈관 이완이 원인입니다.

편두통, 긴장성 두통에 대한 경추성 수기요법, 특수 운동 치료에 대한 효과는 의견이 분분합니다. 이에 반해 경추성 두통은 경추의 수기요법, 특수 운동 치료가 효과적이라고 알려져 있습니다.56 두통이 이런 다양한 원인을 가지면서 치료 효과도 감별에 따라 다르므로 세심한 진찰과 치료 설계가 필요합니다. 따라서 임상에서 두통 환자를 치료하며 두통이 생긴 계기, 원인 분석을 합니다. 어떤 상황 이후에 증상이 생겼고, 특히 언제 아프면서 움직임에 따른 통증의 차이가 있는지 등 세심하게 문진하고 이학적 검사(움직임 평가)를 합니다.

예를 들어 옆구리 통증이 있는 환자는 근육성 통증인지, 내부 장기 문제인지 감별을 잘해야 합니다. 움직일 때 특히 통증이 있는 경우 국소적인 부위의 통증, 특정 동작에서 통증이 심해지고 안정 시 통증이 진정되면 근육, 인대의 염좌로 인해 옆구리가 아픈 것입니다. 물건을 들다가 옆구리에 담이 결릴 수도 있습니다. 그러나 안정 시에도 옆구리 통증이 있다면 달리 생각해봐야 합니다. 염증이 있는지, 열은 없는지, 전신에 다른 증상이 있는지를 살펴봐야 합니다. 이 경우 단순 근육 염좌보다는 내부 장기의 문제와 연결된 연관통을 의심합니다.

얼마 전 목을 움직이면 가끔 '뚝' 소리 같은 관절 염발음이 나고, 목이 뻣뻣하면서 두통을 가진 50대 여성분이 한의원을 찾았습니다. 이미 여러 병원에서 이런저런 검사를 해본 상태였습니다. 머리 문제인가 싶어 CT, MRI를 찍어보기도 하고, 열감이 있는 것 같아 감기인가 싶어 이비인후과에도 가고, 혈액 검사도 해보고 혈압도 재보고 신경성, 스트레스성인가 싶어 신경과에 가서 신경안정제도 복용했습니다. 그런 다음 혹시 경추의 구조적인 문제이가 싶어 추나교정치료를 하기 위해 우리 한의원을 찾은 것이었습니다. 언제부터 그랬고, 어떤 상황들이 있었는지 자세히 여쭤보았습니다.

이분은 작년 11월에 딸이 결혼식을 하면서 여러 일로 소소하게 의견이 맞지 않아 스트레스를 받았다고 했습니다. 사실 예전에도 폐경 이후한 번씩 조열 증상(열감이 얼굴로 올랐다 내렸다 하는 증상)이 있었습니다.

교감신경이 스트레스, 호르몬 불균형에 영향을 받으므로 먼저 교감신경 항진 여부를 검사해보았습니다. 몸 전체를 조절하도록 하는 갱년기증후군 처방과 보약을 겸한 처방, 뒷목의 긴장을 풀도록 하는 침치료, JS기법과 같은 부드러운 추나치료도 함께 시행했습니다. 전체 치료를 10이라 하면 전신의 컨디션을 조절하는 치료를 7, 근육통을 풀기 위한 물리적인 치료를 3의 비중이 차지하도록 치료 계획을 설정하여 3~4주 기간 동안 치료한 후 의미 있는 증상의 감소를 이끌어냈습니다.

교통사고 후의 두통도 정확한 감별이 필요합니다. 채찍질의 충격 같은 급격한 가속, 감속으로 인한 교통사고 후유증에서 두통을 만드는 요인이 어느 부분에 해당하는지 살펴야 합니다. 목 주변 근육, 인대, 후관절 손상 등의 근골격계 문제인지, 사고 후 스트레스, 외상 후 스트레스 증후군, 교감신경 항진 같은 신경정신적인 영역인지 구별이 필요합니다.

일례로 목에서 기인한 경추성 두통과 머리 쪽 요인으로 온 편두통을 좀 더 자세히 구별해보면 증상의 패턴이 조금 다릅니다. 경추성 두통은 근골격계의 구조적 손상이므로 한쪽에 두통이 있더라도 치료 중에 좌우가 바뀌지 않고, 좌측이면 계속 좌측으로 지속됩니다. 이에 반해 편두통은 좌측이 아팠다가 우측이 아팠다가 하며 통증 부위가 바뀌기도 하고, 경추성 두통에 비해 자율신경계 증상을 동반합니다.[57]

결론적으로 머리나 목의 외상이 주된 요인이면 목의 통증과 두통이 합쳐져 경추성 두통이 나타난다고 보는 게 옳지 않을 수 있습니다. 교통사고로 인해 목을 치료해야 낫는 경추성 두통일 수도 있고, 다른 요인으로 인한 두통일 수도 있습니다.

교통사고 후 2년 반이 지난 만성두통 환자들을 추적 조사한 연구가 있었습니다. 그중 37퍼센트는 긴장성 두통, 27퍼센트는 편두통, 18퍼센트는 경추성 두통, 18퍼센트는 특별히 분류되지 않는 두통 환자였습니다. 목의 손상과 통증 그리고 두통은 분명 직접적인 관계가 있는데 교통사고로 유발된 두통에서 경추성 두통의 비율이 비교적 낮다는 점은 예상 밖입니다. 그래서 임상의들은 교통사고 후유증이 목에 미치는 신체적 스트레스뿐만 아니라 정신적 스트레스까지도 유심히 관찰할 필요가 있습니다. 이러한 정신적 스트레스가 일차성 두통의 형태로 촉발되어 나타날 수도 있습니다.[58]

다시 말해 목의 통증은 교통사고 후 두통이 있는 환자를 치료하기 전에 고려해야 할 첫 번째 핵심 증상이지만, 목의 통증이 원인인 경추성 두통을 반드시 유발하지는 않습니다. 목의 외상은 경추성 두통을 유발시키지만 교통사고로 인해 발생된 모든 두통이 반드시 경추성인 것은 아닙니다.[59] 교통사고 후의 두통 환자를 치료할 때 세심한 감별이 필요한 이유입니다. 그러면 적절한 치료 전략을 세우기 위해 교통사고 후 두통이 경추성 두통인지 아닌지 구별하는 방법은 없을까요?

《경추 통증의 진단과 치료》라는 책에서는 경추성 두통을 구별하는 평가도구로 세 가지를 제시했습니다. 그것은 바로 상부 경추 관절C0~C3에서의 통증성 관절 장애, 두개-경추 굴곡 검사에서 정의된 근육 기능 장애, 관절 운동 범위 감소입니다.**60**

사실 말이 어렵지 직관적으로 이해할 수 있는 부분입니다. 앞에서 든 옆구리 통증 환자의 예와 같이 생각하시면 됩니다. 근골격계의 이상으로 인한 통증은 움직임을 가질 때 통증이 유발되는 특징이 있는 것과 같은 원리입니다. 경추성 두통에서의 움직임 제한, 장애는 일반 근골격계 환자와 같은 특징을 가집니다.

경추성 두통을 가진 환자는 경추뼈(목뼈) 일곱 개 중에서 머리랑 가까운 C0~C3에서의 관절 기능 장애를 보입니다. 그러다 보니 이학적 검사(수기 검사, 동작 평가)에서도 상부 경추의 회전 범위를 평가할 때 목을 최대한 앞으로 굽힌 자세에서 목의 회전을 평가합니다. 또한 경추의 굴곡근(굽힘근), 신전근(젖힘근)의 근력이 떨어지는지도 확인합니다. 고양이 자세처럼 고관절, 무릎을 90도 굴곡하고 팔로 받치는 자세에서 목을 제대로 젖히는지 굽히는지, 올바른 움직임을 가지는지도 평가합니다.

정상적인 목의 움직임 경로는 귀에 축을 가진 젖힘, 굽힘을 해야 합니다. 억지로 목을 뒤로 젖힌다든지, 몸통이 따라 움직인다든지 하는 자세는 잘못된 것입니다. 목 안의 깊은 경추굴곡근, 신전근이 제대로 역할을 하는지 평가해야 합니다.

또 한 연구에서는 "만성 교통사고 상해 증후군 환자에게서는 뒷목 근육인 후두하근, 경추 깊은 근육인 다열근에서 특히 퇴행성 변화(지방침윤)가 보였다"고 했습니다. 이 연구에서는 특히 목을 뒤로 젖히는 근육에 대한 연구가 필요하다고 했습니다.[61]

교통사고 후 두통은 흔하게 발생할 수 있습니다. 그러나 모든 두통 환자들이 경추성 두통 환자는 아니지요. 두통 환자의 정확한 감별을 통해 추나치료를 포함한 수기요법, 물리요법, 운동 재활치료를 중심으로 치료를 할지, 신경정신과적 치료와 연계해서 치료할지와 같은 치료 전략이 달라집니다. 그래야 효율적인 치료를 통해 만성통증으로 발전할 가능성을 낮출 수 있습니다.

교통사고 후에는
코어 근육을 강화시키자

교통사고 후유증을 앓고 있는 한 환자분의 사례를 들어보겠습니다. 이분은 교통사고를 당한 날에는 아프지 않다가 하룻밤 자고 일어나니 목을 움직이기가 어려웠습니다. 또 살짝만 움직여도 허리가 뜨끔했습니다. 굽히고 펴기도 힘이 들었습니다. 그래서 며칠 병가를 내고 집에서 푹 쉬면서 한의원을 다녔습니다.

이제 괜찮아진 것 같아 교통사고 후 일주일이 지나 회사에 출근을 했습니다. 그동안 동료들에게 부담을 준 것 같아 밀린 업무를 한다고 늦게까지 야근을 하고 퇴근했습니다. 이번 기회에 운동을 해서 빨리 교통사고 후유증을 완벽히 치료해야 한다는 생각에 며칠 동안 퇴근 후에 산책도 했습니다. 그렇게 일주일을 바쁘게 살았습니다. 그런데 이상하게 한쪽 허리가 뻐근했습니다. 허리를 굽히면 좌측으로만 굽혀졌습니다.

교통사고 후 병가를 내고 쉬면서 조리도 하고 매일 한의원을 다니면서 치료도 해 다 나은 것 같았는데 다시 아파왔습니다. 이번에는 허리가 틀어진 것 같았습니다. 거울을 보니 엉덩이가 우측으로 빠져 있고, 몸이 좌측으로 기울어진 것처럼 보였습니다.

앞에서 재활치료에 대해 말씀드린 바와 같이 근력 회복까지가 치료의 목표입니다. 재활치료는 통증이 더 유발되지 않는 정도에서 음식에 소금 간 하듯이 살짝살짝 해야 합니다. 물론 대강의 큰 틀이 그렇다는 것입니다. 더 세부적으로 근육 강화의 목표점을 알아보도록 하겠습니다.

이분은 코어 근육부터 강화하고 바깥 근육 운동을 해야 했습니다. 속 근육을 단단히 붙들어주고 나서 바깥 근육의 근력을 회복하도록 해야 합니다. 일단 몸의 중심이 잡혀야 합니다. 아침에 조깅을 하면서 산책하는 분들을 뒤에서 보면, 어떤 분은 과하게 몸통을 좌우로 움직이면서 걷습니다. 또 어떤 분은 목을 좌우로 흔들면서 걷고, 어떤 분은 좌우 보폭이 맞지 않기도 하고, 다리가 바깥을 향하면서 팔자걸음으로 걷기도 합니다. 이분들은 아침마다 피곤함을 이겨내고 운동을 열심히 하기는 하지만 운동을 하면 할수록 몸이 안 좋아집니다. 매일 잘못된 운동을 되풀이하면서 몸을 망치고 있기 때문입니다. 물론 유산소 운동을 하면 심폐 기능은 좋아질 수 있으나, 근육 불균형으로 인한 근골격 질환은 더 악화될 수 있습니다. 심지어 잘못된 방식으로 운동을 하면서 디스크탈출증, 퇴행성관절염을 더 유발시키고 있는 중입니다.

교통사고 후 빠른 회복을 위해서는 무턱대고 운동량을 늘리기보다 통증 유무를 확인하면서 조금씩 운동량을 늘려야 합니다. 운동의 순서도 신체의 자세를 잡아주는 코어 근육부터 강화시키고 이후 바깥 근육 운동을 해야 합니다.

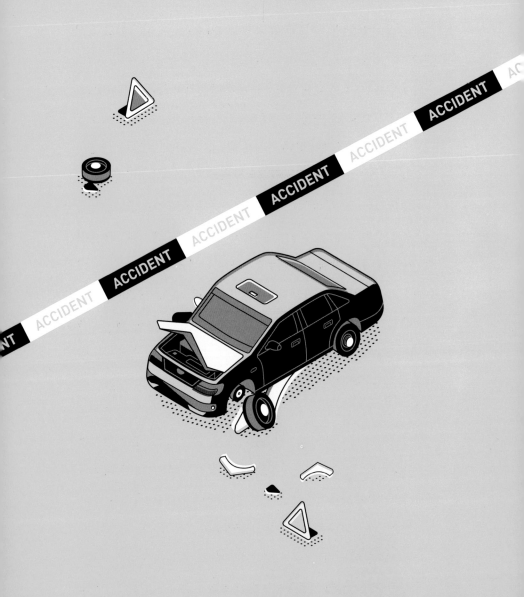

교통사고 후 시달리는
불면증과 수면장애 대처법

외상 후 스트레스 장애 환자들은 교통사고 등의 충격적인 사건을 겪는 동안 느꼈던 자율신경계의 과도한 흥분과 같은 위협적인 증상들 때문에 고통을 받습니다. 사고 후 아무 이유 없이 가슴이 답답하고, 숨이 가빠지고, 자꾸 놀라고, 잠이 안 오고, 밥맛이 없고, 집중력이 떨어진다면 치료를 해야 합니다.

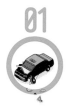

01 마음의 문제를 해결 안 하면 치료는 더뎌진다

몸은 말로 형언할 수 없는 것을 표현한다.
- 마사 그레이엄

현대사회에서 교통사고는 외상이 큰 부분을 차지하고 있고, 이에 대한 비용이 엄청나다는 사실은 익히 알고 있을 것입니다. 일례로 심장 이식 분야에서 대부분의 이식할 심장은 교통사고 환자에게서 얻어집니다. 많은 경우 이식할 심장은 회복 불가능한 뇌 손상을 입고 법률적으로 사망했다고 판정된 사람에게 얻기 때문입니다. 외상성 뇌 손상의 50퍼센트가 자동차 사고, 21퍼센트가 추락 등으로 인해서 생긴다고 합니다.**62** 전쟁 지역이 아닌데 기존에 질병을 앓지 않았던 건강한 사람이 갑작스러운 사망, 손상 혹은 후유증에 빠지는 가장 흔한 사건은 교통사고입니다.

'4차 산업혁명'이라는 이슈가 경제계, 언론계에서 흔하게 거론되고 있는 요즘, 자율주행 자동차가 교통사고를 획기적으로 줄일 수 있다는 이야기가 나옵니다. 환영할 만한 기술적인 진보입니다. 그런데 이러한 이슈에서 거론되는 것은 교통사고 후 보상은 누가 주체가 되어야 하는지에 대한 법적인 책임 혹은 기술적이 부분에서익 흥밋거리뿐입니다. 앞에서 말씀드린 것처럼 교통사고 후의 다양한 증상에 대한 1차원적인 이해에서 벗어나 새로운 관점으로 바라보는 분들이 더 많아졌으면 합니다.

사고를 당한 당사자조차도 '뼈가 부러지지 않았으니 괜찮겠지. 상처도 안 났는데 괜찮겠지'라는 생각에서 '뼈는 안 부러졌지만 뼈를 둘러싸고 있는 말랑말랑한 연부조직이 손상되어서 아프구나'로 생각이 바뀌어야 합니다. 눈에 보이는 조직의 손상에서 기능의 문제로 확장을 해야 합니다.

병리해부학의 관점에서 병태생리학의 관점으로 바뀌어야 합니다. 또한 기능만이 아닌 심리적인 문제로의 확장이 필요합니다. 교통사고 후 치료가 다 된 것 같지만 이후의 심리적 트라우마도 문제가 되기 때문입니다.

사고 후 트라우마를 잘 헤쳐나간 사례도 있습니다. 바로 인문학 분야의 스타작가 채사장의 사연입니다. 채사장은 밀리언셀러인《지적인 대화를 위한 넓고 얕은 지식》의 저자입니다. 한 지상파 방송 인터뷰에서 그는 옷가게부터 화장품 제조업, 주식 투자까지 다양한 직업을 오가다 글을 쓰는 작가가 된 계기가 있는지에 대한 질문을 받자 다음과 같이 이야기했습니다.

"직장 생활을 하고 전업투자 생활을 하다 동료들이랑 같이 제주도에 놀러 갔다가 사고가 있었습니다. 교통사고였는데 생각보다 큰 사고여서 그때 동료들이 돌아가시는 모습을 지켜봐야 되는 시간이 좀 있었습니다. 저는 멀쩡했어요. 멀쩡하게 찌그러진 차에서 걸어 나왔는데 그때 그 이후에 여러 가지 생각을 한 것 같아요. 혹시 내가 만약에 그때 죽었다면 인생 전체를 봤을 때 짧은 인생이기는 하지만 이게 너무 아무것도 없는 것입니다. 아등바등 돈 벌다가 그냥 끝난 것이지요. 그래서 그거에 대해서 생각해보면서 '이제 남은 시간은 보너스로 얻은 시간이니까 하고 싶은 걸 좀 해봐야 되겠다'는 생각을 했고, 놀아볼까 생각을 했어요. 그런데 이제 점점 나이가 들면서 재미있는 게 하나도 없지 않습니까? 그러다 보니까 유일하게 재미있었던 게 사람들 만나서 이야기하는 거였고, 그래서 일하면서 만났던 동료들을 모아서 이야기하는 시간을 가졌는데 이게 공중에 사라지는 게 조금 아까웠어요. 그래서 그걸 녹음해서 인터넷 라디오에 올렸던 게 팟캐스트의 시작이었습니다."[63]

큰 교통사고 후에 동승자의 사망을 지켜본 채사장은 1년여 동안 정신과 치료를 받았습니다. 그 시간을 통해 자신의 인생을 바라보고 새롭게 재미있는 일을 찾아나갔던 것이 지금의 스타작가가 된 계기가 되었습니다.

우리 한의원에서 교통사고 후유증 치료를 했던 20대 후반의 여성분이 있었습니다. 이분의 교통사고도 차량의 파손이 제법 컸던 사고였습니다. 그러나 외상은 하나도 없이 멀쩡한 채로 차에서 나왔습니다. 사고 후 근육통 치료만 했습니다. 근막의 경직 이외에도 사고 후 우울증이 있었지만 긍정적인 사고로 트라우마를 이겨낸 분입니다. 이분은 사고 후에 여기저기 아파보니 지금까지 아등바등 살았던 게 덧없다고 생각되어 이제부터라도 하고 싶은 것을 하자고 마음을 먹었습니다. 사고 후 3개월이 지난 시점에는 다니던 직장도 그만두고 남미로 여행을 가기로 결정했습니다. 목표를 세우니 의욕도 생겨 치료도 적극적으로 받고 재활운동도 열심히 했습니다.

하루 자고 일어나면 여기가 아프고, 또 하루 자고 나면 다른 곳이 아픈 신체 증상에만 너무 신경 쓰고 기한 없이, 속절없이 치료만 하기보다는 적극적인 자세로 임하니 회복도 빨랐습니다. 비행기 티켓을 끊어놓고 이제 긴 여행을 간다고 인사하는 모습을 보면서 이분에게는 큰 사고였지만 이분의 인생에서는 좋은 계기가 되었던 사고이지 않았나 생각합니다.

앞에 소개한 분들처럼 교통사고가 난 후 책을 쓰고, 멀리 떠나라고 말하는 것이 아닙니다. 교통사고 후 근골격계 증상 이외에 '사고 후 트라우마'라는 심리적 문제 또한 많은 분들이 겪습니다. 하지만 이 문제를 가볍게 생각하고 치료를 적극적으로 하지 못해 사고 후 근골격계의 손상은 다 해결되어도 이후에 오랜 시간 동안 힘들어하는 경우를 많이 봅니다. 사고를 긍정적으로 해석하고 통증에 집중해 치료 목표를 세우고 적극적으로 치료할 때 사고 후 회복, 트라우마로부터 더 쉽게 해방될 수 있습니다. 교통사고 후 트라우마가 무엇이며, 왜 이런 증상이 나타나고, 어떻게 치료하는지 이어서 설명해드리도록 하겠습니다.

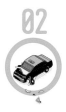

02 외상만큼 무서운 마음의 상처, 트라우마

건강에 대한 걱정은 그만두라, 건강이 달아날 테니.
- 로버트 오벤

트라우마라는 말은 들어보셨을 것입니다. '트라우마trauma'는 의학용어로는 '외상外傷'을 뜻하나 심리학에서는 '정신적 외상', '(영구적으로 남는) 충격'을 말하며 보통 후자의 경우에 한정되는 용례가 많습니다. 흔히 '나는 ○○에 대한 트라우마가 있다'고 말하지요.

예를 들어 저는 10년 전에 상한 오리훈제고기를 먹고 몇날 며칠을 설사하면서 고생을 했습니다. 그 후 한동안 오리훈제고기를 보기도 싫었습니다. 오리훈제고기만 봤다 하면 고생한 기억이 떠올라 슬슬 배가 아픈 것 같았습니다. 아내가 오랜만에 오리훈제고기를 먹자고 하면 보기도 싫다고 거절했습니다. 이럴 때 저는 '오리훈제고기에 대한 트라우마가 있다'고 말합니다. 물론 지금은 아무렇지도 않습니다. 그렇게 지내기를 2~3년, 우연한 기회에 오리훈제고기를 몇 입 먹었는데 배가 아프지도 않고 맛만 좋았습니다. 요즘은 오리훈제고기가 다른 음식이랑 똑같이 느껴집니다.

트라우마 때문에 나타나는 비정상적인 상태를 조금 더 정확히 의학적, 정신심리학적인 용어로 표현하면 '외상 후 스트레스 장애PTSD: Post Traumatic Stress Disorder'라고 합니다. 여기서의 '외상'은 다른 뜻과 혼동될 우려가 있습니다. 바깥에서의 물리적인 충격, 즉 타박을 입는 등 물리적인 자극이 신체에 가해지는 손상(몸 안에서 생긴 증상인 '내상'과 구별되는 '외상')이 아닌 신체, 정신적 자극 혹은 충격을 통틀어 '외상'이라고 합니다.

외상 후 스트레스 장애의 원인은 다양합니다. 이 책의 주제인 교통사고도 포함되지만 테러, 감금, 강간, 어릴 때의 학대 등 삶을 살아오면서 겪은 충격적인 사건들이 각자의 몸과 마음에 영향을 끼칩니다. 가까운 예로 세월호 사건 이후 생존자들에게 나타날 수 있는 외상 후 스트레스 장애에 대해 국가 차원의 치료 지원이 있었습니다. 교통사고는 충격적인 사건의 하나지만 인생에서 제일 흔하게 나타날 수 있는 사건입니다. 따라서 큰 범주에서 외상 후 스트레스 장애를 의학, 심리학적으로 어떻게 해석하며 치료는 어떻게 이루어지고 있는지를 이제부터 간략히 소개해드리겠습니다.

우선 대전제부터 이해해야 합니다. 교통사고 후유증은 눈에 보이는 상처부터 기능적인 장애까지 치료해야 하고, 더 나아가 신체에서 정신으로 확대됩니다. 의학의 한 분야인 신경정신과 심리학의 대전제는 정신적인 피해를 치료해야 한다는 것입니다. 그러나 교통사고 후유증에 대한 연구도 최근에야 이루어지고 있고, 외상 후 스트레스 장애도 그렇습니다. 외

상 후 스트레스 장애는 1980년대에 처음으로 소개되었습니다.[64]

모든 교통사고 환자에게 정신적인 피해가 일어나지는 않습니다. 통상적으로 외상을 경험한 사람 중 대략 20퍼센트 정도만이 외상 후 스트레스 장애로 발전한다고 합니다.[65] 똑같은 사고에도 외적인 신체 손상, 기능적 손상이 다르듯이 정신적 손상도 다르게 나타납니다. 대체로 어른보다 아이, 청장년층보다 노년층, 남성보다 여성이 정신적 피해가 많습니다. 그래서 교통사고 후 환자와 처음 상담 시에 외상 후 스트레스 장애의 가능성이 높은 노약자나 여성의 경우 진맥도 더 꼼꼼히 하며, 해당 증상에 대한 평가도 소상히 합니다.

개개인의 차이도 있습니다. 한의학에서 '화체질'이라고 말하는, 자극에 몸이 예민하게 반응하는 분들이 있습니다. 똑같은 일을 당해도 잘 놀라는 분들이 있지요. 평소에 잠을 깊이 못 자고 깜짝깜짝 잘 놀라는 분들은 교통사고 이후에 몸이 아픈 것보다 불면증, 가슴 두근거림, 놀람 등 정신과적인 불편함을 더 호소합니다. 이외에 '외상 후 스트레스 장애에 영향을 주는 요소는 환자 개개인의 성장 과정, 신념 체계, 과거의 경험, 개인적인 특성, 가족이나 공동체의 지원 등이 있다'[66]고 합니다.

다음으로 외상 후 스트레스 장애는 어떤 증상을 가지고 있으며, 어떨 때 이렇게 진단을 내릴 수 있을까요? 교통사고 후유증 치료 후 남미로 떠난 김○○ 님의 사연을 살펴보겠습니다.

요즘같이 취직하기 어려운 시기에 김○○ 님은 공기업에 취직을 했습니다. 대학생 때부터 아등바등 열심히 살았습니다. 똑 부러진 모범생 타입이었습니다. 미리미리 준비를 하고 하나하나 빠짐없이 열심히 했습니다. 안정적인 공기업에 취직하여 알뜰하게 돈을 모아 작지만 좋은 새 차도 샀습니다. 인생이 하나하나 계획대로 되는 듯했습니다. 그러다 교통사고가 났습니다. 고속도로에서의 다중추돌 후 차량 파손도 상당했습니다.

다행인 것은 상처가 하나도 없다는 사실이었습니다. 하지만 사고 이후 온몸이 아팠습니다. 조금만 앉아 있어도 온몸이 뻐근해서 컴퓨터로 업무를 하기가 불편했습니다. 하지만 눈에 보이는 상처가 하나도 없다 보니 어느 누구에게 아프다고 호소할 수도 없었습니다. 직장 내에서도 부지런한 신입사원인 그분을 이해하지 못했습니다. 지금까지 게으름 한번 안 피우고 곁눈질 한번 안 하고 열심히 공부하고 열심히 살아왔는데 인생이 계획대로 되지 않는 것이 답답했습니다.

회사에서 조금만 앉아 있으면 허리가 뻐근하고, 허리가 뻐근하면 사고 당시의 상황이 생각났습니다. 월급에서 쪼개고 쪼개 모은 적금으로 산 새 차인데 폐차가 되고, 사고 생각만 하면 가슴이 답답했습니다. 심박수가 빨라져 가슴이 두근두근하고 호흡이 가빠졌습니다. 조그마한 소리에도 깜짝깜짝 놀라고, 잠은 잘 오지도 않고 자다가도 자주 깼습니다. 밥 생각도 없었습니다. 음식을 조금만 먹어도 속이 안 좋고 체한 것 같이 울렁거렸습니다. 그러다 저녁에 퇴근해서 집에 가면 온몸이 탈진한 것처럼 힘이 빠졌습니다. 쓰러져 누워 손가락 하나 까딱하기 싫었습니다. 말도 한마디 하기 싫었습니다. 그러다 갑자기 사고 당시 생각이 한 번씩 떠오르면 다시 가슴이 두근거렸습니다.

외상 후 스트레스 장애의 정의는 다음과 같습니다. [67]

- 여러 가지 감각으로 외상을 다시 경험하는 것(회상 장면들이나 플래시백)

- 외상을 다시 떠올리기를 기피하는 것

- 자율신경계의 만성적인 과잉 각성 상태의 증상 포함. 적어도 한 달 이상 증상이 지속되면 외상 후 스트레스 장애 1차 진단이 가능하며, 업무 능력이나 사회적 관계 형성 등과 관련된 장애가 동반됨

한의원에 있으면 돌 전 아이들이 가끔씩 손가락을 따러 옵니다. 집에서 어딘가에 기어오르다가 떨어져 머리에 혹이 난 이후 이상하게 밤에 잠을 안 자고 울고, 밥도 안 먹고 먹다가 토하고, 감기 기운도 없는데 열이 올라간다고 옵니다. 손을 한 번 따면 그날은 잠을 잘 잡니다. 아이들에게만 흔한 것 같지만 어른들도 그렇습니다. 교통사고 후 몸이 아픈 것을 치료해도 마음이 힘들 수 있습니다. 이런 문제가 한 달 이상 지속되면 회사에서 업무 능력이 떨어지고, 일상생활에서의 불편도 이만저만이 아닙니다.

특히 외상 후 스트레스 장애 환자들은 교통사고 등의 충격적인 사건을 겪는 동안 느꼈던 자율신경계의 과도한 흥분과 같은 위협적인 증상들 때문에 고통을 받습니다. 심박수가 빨라지고 식은땀이 나며, 호흡이 가빠지고 가슴이 두근거리며, 지나치게 경계하거나 깜짝깜짝 놀라는 증상을 보입니다. 이러한 증상이 지속되면 불면증, 식욕 부진, 성기능 장애, 집중력 장애 등이 나타날 수 있으며, 이 단계에 이르면 외상 후 스트레스 장애 진단이 더욱 확실해집니다. [68]

무심코 지나쳤던 교통사고에 따른 외상 후 스트레스 장애를 알아야

치료할 수 있습니다. 그리고 인정해야 치료할 수 있습니다. 사고 후 아무 이유 없이 가슴이 답답하고, 숨이 가빠지고, 자꾸 놀라고, 잠이 안 오고, 밥맛이 없고, 집중력이 떨어진다면 이 또한 치료해야 합니다.

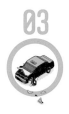

03 트라우마의 메커니즘과 그 치료법

건강할 때는 병들었을 때를, 조용한 날에는 폭풍의 날을 잊어서는 안 된다.
- 영국 명언

외상 후 스트레스 장애의 개념과 증상을 알아보았는데요, 그렇다면 외상 후 스트레스 장애는 어떤 작용 원리로 생길까요?

우리 몸은 어떤 위험이 자극을 하면 긴장하도록 세팅이 되어 있습니다. 원시시대 수렵을 하던 시절부터 그런 시스템으로 진화를 거듭해왔습니다. 자극에 반응하지 않으면 방어를 할 수 없고, 방어를 하지 않으면 생존을 할 수가 없지요. 그러나 과유불급이라고, 이런 자극과 반응이 계속 유지되면 문제가 생깁니다. 위협이 사라져 무사한 상태에서도 자율신경계가 계속 흥분된 상태로 있게 됩니다. 이 상태가 계속 유지되면 결국 탈진하게 됩니다.

자극이 발생하면 우리 몸이 긴장하게 되는 기전부터 설명하겠습니다. 뇌간과 대뇌피질 사이의 뇌 중심에 위치하는 변연계는 자율신경계와 밀접한 관련이 있습니다. 우리 몸에 위협이 가해지면 변연계에서 우리 몸이 위협을 방어하도록 호르몬을 분비합니다. 이 신호를 통해 시상하부에 경고를 보내고 이로 인헤 '교감신경', '코티코트로핀 분비호르몬 CRH'의 분비가 활성화됩니다.

교감신경이 활성화되면 부신을 자극해 에피네프린과 노르에피네프린을 분비합니다.69 그러면 비로소 자율신경계 교감신경의 흥분으로 인해 앞에서 열거한 긴장, 흥분들이 나타납니다.

몸이 계속 가속만 되면 안 됩니다. 감속시키는 기전도 작용해야 합니다. 또 시상하부를 통해 CRH 분비가 활성화되면 뇌하수체를 활성화해서 부신피질자극호르몬 ACTH를 분비하고, 이 ACTH는 부신을 활성화해서 코티졸을 분비합니다. 이 코티졸이 중요합니다. 충격이나 위협이 종결되면 코티졸은 에피네프린, 노르에피네프린 생산을 중지시키고 인체를 정상 상태로 만듭니다. 그런데 외상 후 스트레스 장애에서는 이 체계가 제대로 작동하지 않습니다.

간략히 설명하자면, 우리 몸은 자극이 들어오면 여러 가지 기전에 의해 방어를 하기 위해 긴장, 흥분이 되는데 자극이 끝난 후에도 긴장을 풀지 못하는 것, 혹은 안정이 되었다가 긴장이 반복되는 것이 몸이 고장난 상태인 외상 후 스트레스 장애입니다. 그런데 무엇 때문에 긴장, 흥분된 몸이 진정이 안 되는 것인지 의문이 생길 것입니다. 그 이유는 바로 사고 당시의 충격이 이미 지나간 일인데도 지금 일어난 일이라고 계속 인식하면서 우리 몸을 계속 긴장하게 만들기 때문입니다.

변연계가 핵심입니다. 변연계에는 기억과 관련해 중요한 역할을 하는 해마와 편도라는 영역이 있습니다. 이 두 영역은 외상 사건을 기억하고 분류하며 다시 회상하는 데 주로 관여한다고 합니다. 편도는 테러나 공포와 같은 매우 긴장된 감정적인 기억을 처리하고, 해마는 사건이 일어난 시간과 공간 등의 배경을 처리하며, 시간의 흐름에 따라 관점과 장소에 맞게 사건을 기억에 저장하는 역할을 합니다.[70]

이 중 해마의 처리 과정에 문제가 있으면 외상 사건이 아직 끝나지 않은 것처럼 느낄 수 있습니다. 스트레스 호르몬은 해마의 활동을 억제하는 반면, 편도에는 영향을 주지 않아 충격적인 외상 사건은 '암묵기억'이라는 형태로 저장되기 쉽기 때문입니다. 이렇게 해서 외상 후 스트레스 장애의 핵심 증상인 '플래시백flashback'이 생깁니다. 외상 사건이 종결되었어도 기억이 떠오르면 몸이 다시 긴장됩니다.

사람들은 대부분 노래, 맛, 냄새 등을 접했을 때 감각에 기반을 둔 상태의 의존적인 회상을 한 번 이상 경험합니다.[71] 길을 가다가 우연히 옛 노래를 들으면 예전에 그 노래를 들었을 당시가 떠오릅니다. 그 노래가 유행하던 때 옛 연인과의 추억에 잠깁니다. 스페인 음식점에서 파에야를 먹으면 바르셀로나에서 파에야를 먹었을 때가 기억나고, 향수 냄새를 맡으면 그 향수를 쓰던 사람이 생각납니다.

어떤 일에 대한 기억은 시간, 장소를 구별하는 '외현기억'과 감각, 감정적인 '암묵기억'으로 저장됩니다.[72] 일반적인 상황에서는 외현기억과 암묵기억이 적절히 융합되어 과거와 현실을 명확히 구별해냅니다. 하지만 외상 후 스트레스 장애일 때에는 다릅니다. 외상 사건이 개인의 기억 속에 적절히 자리 잡지 못하고 현실세계를 끊임없이 파고듭니다. 즉, 이미 지나간 충격적인 사건이 계속 생각나면서 정작 지금은 안전하다는 사실을 인식하지 못하는 것입니다.[73] 외상 후 스트레스 장애의 치료는 이 지점에서 시작합니다. 외현기억과 암묵기억을 통합해서 잘못된 기억을 바로잡는 것이 목표입니다. 과거와 현재를 분리해서 우리 몸이 현재의 안전한 상태를 온전히 받아들이도록 하는 것이 목표입니다.

앞에서 제가 오리훈제고기를 먹고 나서 한동안 트라우마를 겪었던 일을 소개해드렸습니다. 상한 오리훈제고기를 먹고 심하게 배탈이 났던 기억이 트라우마를 만들었습니다. 이후 오리훈제고기 냄새만 맡아도 배가 살살 아파오는 듯했습니다. 오리훈제고기 냄새를 맡으면 제 안의 암묵기억들이 연상되었습니다. 하지만 오리훈제고기는 이제 더 이상 상한 고기가 아닙니다. 안전한 음식입니다. 지금의 상황을 제대로 파악하는 자세가 중요합니다. 오리훈제고기를 먹어도 제 몸은 멀쩡합니다. 더 이상 배가 아프지 않습니다. 이처럼 지금 현재의 상황을 올바르게 판단하고 감각을 온전히 느끼게 되면 트라우마는 사라집니다.

다른 예를 들어보겠습니다. 한 50대 여성이 변비만 생기면 가슴이 쿵쾅쿵쾅 뛴다며 찾아왔습니다. 그분은 변비와 가슴이 쿵쾅쿵쾅 뛰는 것은 상관이 없는 것 같은데 왜 그런 건지 도통 이유를 알지 못했습니다. 알고 보니 사연이 있었습니다.

몇 달 전 변비가 심해 그날따라 제법 오랜 시간 화장실에 앉아 있었습니다. 그런데 갑자기 지진이 일어났습니다. 건물 전체가 심하게 움직이는 느낌을 받았습니다. 너무 놀라서 아파트 20층에서 계단으로 급히 내려왔습니다. 지진을 그렇게 느껴보기는 처음이라 많이 놀랐습니다.

이후 변비만 생겼다 하면 가슴이 쿵쾅쿵쾅 뛰었습니다. 도통 이유를 몰랐습니다. 변비가 생겼는데 왜 그때마다 가슴이 뛰는지 치료 방법을 찾지 못했습니다. 그러다가 과거의 기억들을 재구성해보았습니다. 외상 후 스트레스 장애의 치료는 이 지점에서 치료가 시작됩니다. 과거의 기억들을 재구성하고, 과거를 제대로 인식하고 지금 이 공간을 있는 그대로 받아들이는 데 있습니다. 외상 사건은 이제 더 이상 일어나지 않는다는 실재감here-and-now-reality을 인지하는 데 있습니다.**74** 그런데 이때 몇 가지 주의사항이 있습니다. 재활치료나 자가 운동과 마찬가지로 과거를 회상할 때에도 너무 급하게 해서는 안 됩니다. 멈춤 그리고 천천히 가속을 반복해야 합니다. 갑자기 하는 운동은 해로운 것과 같습니다.

자가 운동을 할 때 내가 가진 힘의 70~80퍼센트 정도를 반복하다 점차 통증이 없는 범위 안에서 운동량을 늘려가듯이, 외상 후 스트레스 장애의 치료도 가속 페달을 밟기 전에 브레이크를 밟을 줄 알아야 합니다. 대처능력 자원의 개발과 재습득이 필요합니다. 지진에 대한 트라우마를 가진 환자가 대피요령을 올바르게 숙지한다든지, 교통사고 후의 외상 후 스트레스 장애 환자가 이제는 안전하게 운전을 하겠다는 다짐을 하는 등의 대처능력 자원이 개발되고, 현재 이 공간에서는 이제 안전하다는 자각이 필요합니다. 이러한 신체 상태를 자각하려는 노력은 동양의학이나 요가에 뿌리를 두고 오랜 기간 이어져 왔습니다.**75**

현재 자신의 반응을 올바로 인지하고, 과거와 현재를 명확히 분리해야 합니다. 교통사고 후 만성통증이 오래가는 경우에 이 문제를 해결 못한 환자들이 많습니다. 이들은 내부 자극에 지나치게 관심을 기울이고,

어딘가 이상감각(자극이 없는데 어떤 느낌을 받는 것)이 있으면 교통사고 후유증 때문이라며 과하게 관심을 갖는 경향이 있습니다. 물론 병리해부학적으로 눈에 보이는 상처가 없어도 병태생리학적으로 손상된 소식은 적극적으로 치료(겉부분의 상처로 생활에서 불편한 부분을 치료하는 것)해야 하지만 사고 후의 모든 통증, 불편함을 교통사고 때문이라고 확대 해석하는 자세는 경계해야 합니다. 과거와 현재를 명확히 분리하고, 현재의 신체 감각을 있는 그대로 받아들일 때 교통사고 후유증에서 탈출할 수 있습니다.

끝으로 외상 후 스트레스 장애를 가진 환자가 주의할 점을 하나 더 알려드리겠습니다. 외상 후 스트레스 장애는 우울증 같은 신경정신과 영역이다 보니 흔히 운동을 하는 것이 좋지 않을까 하고 생각하기 쉽습니다. 사람들과 일상에서 어울리며 사회생활을 유지하는 것은 좋습니다. 적당한 정도의 운동도 좋습니다. 하지만 심박수와 호흡수가 급격히 증가할 정도의 운동은 자칫 해를 끼칠 수 있습니다.

자율신경계의 교감신경 항진과 같은 상태인 호흡수, 심박수의 증가는 그 자체가 외상 후 스트레스 장애 환자에게 나타나는 증상과 같기에 아직 치료가 완결되지 않은 상태에서 외상 사건을 연상시키는 플래시백을 유발할 수 있습니다. 즉, 아직 트라우마에서 완전히 벗어나지 않은 상태에서 유산소 운동을 하면서 숨이 가빠오면 몸은 다시 흥분 상태로 잘못 인식해 예전의 기억을 떠올릴 수 있습니다. 이 경우 유산소 운동보다는 차라리 근육 강화 운동이 더 효과적입니다.[76]

근육 강화 운동을 하다가 과잉된 호흡수, 심박수가 유발되면 즉시 중지하고 편안한 상태로 돌아와야 합니다. 이를 위해서는 신체를 자각하는 과정이 함께 이루어져야 합니다. 특히 신체감각과 함께 운동을 하고 있는 근육에 주의를 집중해야 합니다. 또한 근육 강화 운동 시 근육의 피로를 느끼면 즉시 중지해서 운동을 하는 동안 유쾌한 느낌이 유지되도록 해야 합니다.

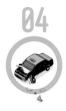

04 표현 못하는 아이, 어른과 다르게 접근하라

대부분의 의사들은 환자의 감정과 육체가
얼마나 긴밀한 관계를 갖고 있는지를 보지 못한다.
- 아인슈타인

어느 날 온 가족이 교통사고 후유증을 호소하며 한의원을 찾아 왔습니다. 추석 연휴에 가족이 다같이 할아버지 댁에 갔다 오는 길에 사고가 난 것이었습니다. 고속도로 소통이 원활하다가 갑자기 정체되자 속도를 내며 달려오던 뒤차가 추돌한 사고였습니다.

온 가족이 교통사고를 당한 상황에서는 주로 어머니가 먼저 한의원을 찾습니다. 그러다가 며칠 지나 아버지가 찾아옵니다. 남자들은 사고가 난 이후에 몸이 뻐근하고 아파도 괜찮겠지 하고 치료를 미루는 경우가 많습니다. 부인이 끙끙 앓다가 치료를 하면서 덜해지는 것을 보고 '나도 한번 가볼까?' 하면서 한의원을 찾는 식이지요. 이 가족도 그랬습니다. 어머니부터 치료를 하다가 동승했던 아버지도 치료를 했습니다. 그런데 치료 말미에 어머니가 물어볼 게 있다며 상담을 요청했습니다.

"사고가 나고 나서 아이가 이상해요. 남편과 저는 어깨도 아프고 허리도 아프고 한데, 아이는 아프다는 소리도 안 하고 잘 놀아요. 우리는 앞에 앉고 뒤에 아이가 앉아서 오히려 충격을 더 받았을 텐데 신기하게 어디가 아프다는 소리를 안 하더라고요. 그래서 아이는 병원에 안 데리고 갔는데요, 사고 이후에 밥을 잘 안 먹네요. 잘 자다가 깨서 울기도 하고요. 그런 적이 없었는데 그래요. 그리고 깜짝깜짝 놀라요. 남편과 저는 침 맞고, 추나요법하고 물리치료를 하면서 한약을 먹으면 치료가 될 것 같은데 아이는 어떻게 할까요?"

아이들의 치료는 어른들하고 다릅니다. 침 맞기를 힘들어하면 하나도 안 아픈 레이저 침도 있고, 아이들의 뭉친 근육을 살살 푸는 추나요법도 있으니 상황에 따라 치료를 하면 됩니다. 혹시 놀라서 그런 것이라면 그에 따른 한약 처방도 하면 되고요. 아이들은 증류한약이라고 해서 무향무취의 맹물처럼 된 것으로 돌 전 아이도 먹을 수 있게 따로 처방을 합니다.

아이들의 교통사고는 어른들하고 다릅니다. 과거 중국 당나라 시절의 명의였던 손사막은 "소아 한 명 치료하는 것이 어른 열 명 치료하는 것보다 어렵다"고 했습니다. 한의학에서는 사진四診, 망문문절望問聞切이라고 환자를 보고, 환자에게 물어보고, 듣고, 진맥을 해서 진찰을 하는데 아이들에게는 그렇게 하기 힘들기 때문에 그만큼 진단이 어렵습니다. 아이들은 아픈 것을 말 안 하고, 말을 하더라도 자세히 설명하지 못하기 때문에 진찰이 어려운 것입니다. 안 아픈 게 아니라 표현을 잘 못하는 것입니다. 그러다 보니 엄마, 아빠는 아파도 아이들은 사고가 나도 안 아픈 것 같다고 이야기합니다. 거기에다가 아이들은 어른들보다 마음이 약하기 때문에 잘 놀랍니다. 아기 때 어디서 넘어지고 나면 그날 자다가 훌쩍훌쩍하는 경우도 있고, 잘 자다가 깨서 울기도 하지요. 이분의 아이도 교통사고 당시 놀란 것 때문에 자다가 깨서 울기도 하고, 밥도 잘 안 먹었던 것일 수 있습니다.

또 다른 여섯 살 아이가 엄마와 함께 찾아왔습니다. 일주일 전에 교통사고가 났는데 그 이후 아이가 이상하다고 했습니다.

"길을 가는데 옆에 서 있던 차가 갑자기 움직여서 제가 차 트렁크를 쿵쿵 쳤어요. 그런데도 계속 움직이는 거예요. 운전자가 간신히 우리를 발견해서 차를 멈췄는데 진짜 깜짝 놀랐어요. 제가 차를 온몸으로 막아서 옆구리가 아프긴 하지만 상처는 없는데, 운전자가 사과도 안 하고 오히려 우리보고 뭐라 하는 거예요. 그 이후 아이가 이상해요. 5분마다 소변을 보러 가고, 잘 놀다가도 몸을 움찔움찔해요. 가슴도 콩닥콩닥 뛴다고 하고요. 혼자 잘 자던 아이인데 무섭다고 혼자 안 잔다고 하고요."

"아이가 놀란 것 같은데요. 어른들 중에도 가끔 사고 후 놀라서 가슴이 콩닥콩닥 뛴다고 하는 분들이 있어요. 괜찮은 것 같다가도 운전대만 잡으면 사고 기억이 나서 자신도 모르게 가슴이 뛰어 한동안 운전을 못하는 분들도 있어요. 사람마다 달라요. 마음이 약한 분들이 그래요. 그런 체질이 있어요. 그런데 어른들보다 아이들이 더 잘 놀라요. 어린아이들은 겉은 멀쩡한데 사고 때 갑자기 놀라 이런저런 증상이 나타나는 경우가 많아요."

앞에서 살펴본 것처럼 교통사고로 인해 몸이 아플 수도 있지만 트라우마를 겪는 사람도 많습니다. 어른들도 그럴 수 있지만 아이들이 이런 갑작스러운 사고 후 트라우마에 빠지기가 더 쉽습니다.

"평소 잘 자던 아이인데 멀뚱멀뚱 누워서 잠이 안 온다고 하네요. 잠을 자면서도 홀쩍홀쩍해요. 밤에 잘 자다가도 갑자기 깨서 울어요. 뭐가 문제인지 달래보아도 잘 달래지지 않고 울어요. 무서운 꿈을 계속 꾼다네요. 작은 소리에도 잘 놀라고, 평소보다 짜증도 많이 내요. 집중력이 떨어진 것 같고 불안해하는 것 같아요. 교통사고 이야기를 계속 해요. 밥을 잘 먹던 아이인데 요새 밥도 잘 안 먹으려 해요. 구역감이 있는 것 같고, 배가 아프대요. 변비가 없었는데 요새 변을 보기 힘들어해요. 밥을 먹으면 갑자기 화장실을 가고요. 팔다리도 주물러 달래요. 평소 잘 놀던 아이인데 집에서 자꾸 누우려 해요."

어른들은 아이들의 교통사고 후유증을 모릅니다. 아이들은 아파도 표현을 잘 못하는 경우가 많으므로 이와 같은 증상이 있으면 아이들의 교통사고 후유증을 의심해보아야 합니다.

교통사고 후유증에 필요한 한약 처방

교통사고 후유증으로 찾는 정형외과, 신경외과, 통증의학과 외에 한의원, 한방병원 같은 한방의료기관의 특징이라고 하면 맨 먼저 침치료, 그 다음에는 추나요법, 한약 처방이라고 할 수 있겠지요? 그중 한약 처방에 대해 알려드리겠습니다. 한의원마다 다르겠지만 제가 근무하는 한의원을 기준으로 설명해드리겠습니다.

우선 교통사고 후 한의원 자체를 처음 찾는 분이 많습니다. 그중 일부는 잘못된 생각을 갖고 있습니다. '한의원에 가면 자동차 보험으로 한약 처방도 된다는데 교통사고 난 김에 보약이나 지어 먹을까?' 하고 생각하는 것입니다.

그런 분들에게 저는 다음과 같이 자세히 설명해드립니다.

"교통사고 후 대물 처리(자동차 수리)를 할 때 사고가 난 부위를 수리하지, 사고하고 관련 없는 부분까지 이참에 다 수리하지는 않지요? 한의원 치료도 마찬가지입니다. 교통사고와 연관성이 있는 불편한 부분을 치료하셔야 합니다. 처방도 자동차 보험을 기준으로 담당의사가 준비해 드립니다."

물론 한의원은 정형외과, 신경정신과, 이비인후과처럼 하나하나 진료 영역이 분리된 게 아니기에 교통사고 후 근골격계뿐만 아니라 어지러 움, 놀람 등에 대한 처방도 가능합니다. 하지만 사고와 연관성 없는 증 상 혹은 건강 증진 목적의 보약을 처방하지는 못합니다. 따라서 한의원 에서 많이 찾으시는 공진단, 경옥고는 처방해드리지 못합니다.

그러면 한의원에서는 교통사고 후유증 환자에게 어떤 처방을 해드릴 까요? 한의원에서 제일 많이 쓰는 처방명을 세 가지 꼽는다면 당귀수산, 독활탕합여신탕, 회수산입니다. 물론 한의원, 한방병원마다 처방은 조 금씩 다를 수 있고, 처방의 약재 구성도 다를 수 있지만 대체로 이렇게 세 가지 처방을 기본으로 합니다. 세 가지 처방 모두 많은 사람들이 아 는《동의보감》에 있는 처방입니다.

당귀수산은 대부분의 타박상 환자에게 널리 쓰이는 처방입니다. 어 디서 넘어져 다쳤거나 멍이 들었을 때에도 쓰이고, 흔히 말하는 타박상, 염좌에도 쓰입니다. 통증 범위도 광범위하게 목, 어깨, 무릎, 손목, 발목 등 여러 부위의 복합적인 타박상이 있을 때 쓰입니다. 그런데 한약을 처 음 드시는 분들 입장에서는 조금 쓴맛이 있어 복용하기 불편할 수도 있 습니다. 아무래도 염증을 줄이고, 멍을 빨리 가라앉게 하는 약재 위주로 이루어지는데, 그런 약재는 쓴맛을 지니거나 약간 누런색 약이 많아서 다른 한약보다는 약간 누렇거나 약맛이 쓸 수도 있습니다. 일반 건강 증 진 목적의 한약이 아닌 타박상을 치료하는 약이다 보니 그렇습니다.

독활탕합여신탕은 당귀수산보다는 치료 부위가 조금 더 구체적으로 정해져 있을 때 하는 처방입니다. 이 처방 역시《동의보감》에도 있는 유명한 처방인데요, 요추의 염좌에 주로 쓰는 처방입니다. 물건을 들다가 허리를 삐끗한 분들에게도 쓰이는 처방이고요, 교통사고 후유증으로 허리 중심의 통증을 보이는 분들에게 주로 쓰는 처방입니다.

회수산은 처방명에 치료 부위가 명확히 표현된 처방입니다. 회수산에서 회는 돌 회回, 수는 머리 수首입니다. 바로 경추의 염좌에 쓰이는 처방입니다. 교통사고 이후에 갑자기 뒷목을 잡는 분들이 많지요. 목이 뻐근해서 돌릴 때도 뜨끔거리는 증상을 보이곤 하는데요, 이때 목을 돌아가게 한다고 해서 이름이 정해진 처방입니다. 이 역시《동의보감》원문에 있는 처방으로, 한방의료기관에서 아주 흔하게 쓰는 처방입니다. 이외에 교통사고 후유증으로 뇌진탕 증후군처럼 울렁거리고 어지럽다고 할 때나, 사고 때 놀라서 가슴이 두근거린다고 할 때도 이 처방을 씁니다.

한방의료기관은 아무래도 일반적인 정형외과, 신경정신과하고는 조금 다릅니다. 기존 제약회사에서 나오는 처방이 아니라 한의사가 각 환자의 체질, 증상을 하나하나 체크해서 내리는 처방이라 한의사마다 처방이 다를 수 있습니다. 따라서 처방도 각각의 한방의료기관에 따라 조금씩 다를 수밖에 없습니다. 어찌 보면 이 부분이 한의학이 가지고 있는 제일 큰 장점일 수 있겠지요.

다시 한 번 강조하지만 교통사고 후유증으로 환자에게 제공되는 약은 교통사고하고 연관된 증상을 치료하는 것입니다. 당연하지만 잊지 말아야 합니다. 한약을 적절히 먹으면서 침치료, 물리치료, 추나요법 등의 치료를 같이 한다면 교통사고 후유증에서 조금 더 빨리 벗어날 수 있을 것입니다.

참고 자료

PART 1 겉으로는 멀쩡한 것 같지만 아픈 이유

1   Claudia A. Anrig, 이종수 옮김,《소아수기의학》, 대한추나학회출판사, 2002.4.15., p59

PART 2 교통사고, 초기에 제대로 대응해야 한다

2   Stephen M.Foreman, 이주강 옮김,《WHIPLASH INJURIES: the cervical acceleration / deceleration syndrome》, 대한추나학회출판사, 2000.1.20., p297
      S. Brent Brotzman, Robert C. Manske, 대한스포츠의학연구회 옮김,《근골격계 질환의 진단 및 재활치료》, 한미의학, 2012.4.20., p452

3   2010년 척추신경추나의학회, 〈교통사고 상해 증후군(WAD- Whiplash Associated Disorders)〉, 한의진료가이드

4, 5   Shin-ichi Kikuchi, 고상훈 옮김,《목과 어깨 통증의 진단과 치료》, 메디안북, 2014.10.20., p178

6   Gwendolen Jull 등, 정석희 옮김,《경추 통증의 진단과 치료: 교통사고 상해 및 목 통증 치료의 최신 지견》, 군자출판사, 2011.6.30., p136

7   Shin-ichi Kikuchi, 고상훈 옮김,《목과 어깨 통증의 진단과 치료》, 메디안북, 2014.10.20., p178

8   Shin-ichi Kikuchi, 고상훈 옮김,《목과 어깨 통증의 진단과 치료》, 메디안북, 2014.10.20., p182

9   Gwendolen Jull 등, 정석희 옮김,《경추 통증의 진단과 치료: 교통사고 상해 및 목 통증 치료의 최신 지견》, 군자출판사, 2011.6.30., p141

10   한방재활의학과학회,《한방재활의학》4판, 군자출판사, 2016.12.14., p208

11   Gwendolen Jull 등, 정석희 옮김,《경추 통증의 진단과 치료: 교통사고 상해 및 목 통증 치료의 최신 지견》, 군자출판사, 2011.6.30., p221

12   Gwendolen Jull 등, 정석희 옮김,《경추 통증의 진단과 치료: 교통사고 상해 및 목 통증 치료의 최신 지견》, 군자출판사, 2011.6.30., p138~139

13   S. Brent Brotzman, Robert C. Manske, 대한스포츠의학연구회 옮김,《근골격계 질환의 진단 및 재활치료》, 한미의학, 2012.4.20., p484

14   S. Brent Brotzman, Robert C. Manske, 대한스포츠의학연구회 옮김,《근골격계 질환의 진단 및 재활치료》, 한미의학, 2012.4.20., p484

PART 3 오랜 시간이 지나도 통증이 사라지지 않는다면?

15 S. Brent Brotzman, Robert C. Manske, 대한스포츠의학연구회 옮김, 《근골격계 질환의 진단 및 재활치료》, 한미의학, 2012.4.20., p452

16 S. Brent Brotzman, Robert C. Manske, 대한스포츠의학연구회 옮김, 《근골격계 질환의 진단 및 재활치료》, 한미의학, 2012.4.20., p461, p464

17 한방재활의학과학회, 《한방재활의학》 4판, 군자출판사, 2016.12.14., p350

18, 19, 20 한방재활의학과학회, 《한방재활의학》 4판, 군자출판사, 2016.12.14., p206

21, 22 한방재활의학과학회, 《한방재활의학》 4판, 군자출판사, 2016.12.14., p207

23, 24 한방재활의학과학회, 《한방재활의학》 4판, 군자출판사, 2016.12.14., p208

25, 26 한방재활의학과학회, 《한방재활의학》 4판, 군자출판사, 2016.12.14., p207

27 한방재활의학과학회, 《한방재활의학》 4판, 군자출판사, 2016.12.14., p209

28, 29 Robert Schleip, Thomas W. Findley, Leon Chaitow, Peter A. Huijing, 계장근 옮김, 《Fascia 근막의 이해와 새로운 접근》, 엘스비어코리아, 2014.1.08.

30 척추신경추나의학회, 〈추나의학〉 제2.5판, 전국한의과대학 공통교재, 2017.

PART 4 지속적인 두통, 울렁거림, 감각이 이상할 때의 대처법

31 Scott D, Jull G, Sterling M. Sensory hypersensitivity is a feature of chronic whiplash-associated disorders but not chronic idiopathic neck pain. Clin J Pain, 21: 175-181, 2005.

32 Sterling M, Jull G, Vicenzino B, et al. Sensory hypersensitivity occurs soon after whiplash injury and is associated with poor recovery. Pain, 104:509-517, 2003.

33 Sterling M, Jull G, Vicenzino B, et al. Physical and psychological factors predict outcome following whiplash injury. Pain 205; 114:141-148

34 Sterling M, Jull G, Wright A. Cervical mobilisation: concurrent effects on pain, sympathetic nervous system activity and motor activity. Man Ther, 6:72-81, 2001.
Vincenzino B, Collins D, Benson H, et al. An investigation of the interrelationship between manipulative therapy induced hypoalgesia and sympathoexcitation. J Manipul Physiol Ther, 21:448-453, 1998.

35 Gwendolen Jull 등, 정석희 옮김, 《경추 통증의 진단과 치료: 교통사고 상해 및 목 통증 치료의 최신 지견》, 군자출판사, 2011.6.30., p97

36 Gwendolen Jull 등, 정석희 옮김, 《경추 통증의 진단과 치료: 교통사고 상해 및 목 통증 치료의 최신 지견》, 군자출판사, 2011.6.30., p98

37 Gwendolen Jull 등, 정석희 옮김, 《경추 통증의 진단과 치료: 교통사고 상해 및 목 통증 치료의 최신 지견》, 군자출판사, 2011.6.30., p97~98

38, 39 Gwendolen Jull 등, 정석희 옮김, 《경추 통증의 진단과 치료: 교통사고 상해 및 목 통증 치료의 최

신지견》, 군자출판사, 2011.6.30., p99

40 Gwendolen Jull 등, 정석희 옮김, 《경추 통증의 진단과 치료: 교통사고 상해 및 목 통증 치료의 최신 지견》, 군자출판사, 2011.6.30., p100

41 Gwendolen Jull 등, 정석희 옮김, 《경추 통증의 진단과 치료: 교통사고 상해 및 목 통증 치료의 최신 지견》, 군자출판사, 2011.6.30., p99

42 Gwendolen Jull 등, 정석희 옮김, 《경추 통증의 진단과 치료: 교통사고 상해 및 목 통증 치료의 최신 지견》, 군자출판사, 2011.6.30., p100

43, 44 Gwendolen Jull 등, 정석희 옮김, 《경추 통증의 진단과 치료: 교통사고 상해 및 목 통증 치료의 최신지견》, 군자출판사, 2011.6.30., p102

45 Gwendolen Jull 등, 정석희 옮김, 《경추 통증의 진단과 치료: 교통사고 상해 및 목 통증 치료의 최신 지견》, 군자출판사, 2011.6.30., p105

46 Gwendolen Jull 등, 정석희 옮김, 《경추 통증의 진단과 치료: 교통사고 상해 및 목 통증 치료의 최신 지견》, 군자출판사, 2011.6.30., p106

47 Gwendolen Jull 등, 정석희 옮김, 《경추 통증의 진단과 치료: 교통사고 상해 및 목 통증 치료의 최신 지견》, 군자출판사, 2011.6.30., p108

48 darcy A. umphred, 김순자 고태성, 권미지 옮김, 《신경계재활》, 이퍼블릭, 2011.2.1., p531

49 Miller H, Accident neurosis. Br Med J 1: 992-996, 1961.

50 노명래와 한선호, 〈기질성 뇌증후군의 MMPI〉, 순천향대학 논문집, 743~749, 1986.
염태호, 〈KWIS 반응의 비교연구: 정신분열증 집단과 두뇌 손상 집단〉, 경희의대 논문집 6, 203-201, 1981.
정근재, 염태호, 장환일, 〈단측대뇌 손상에 의한 인지와 정서 장애: KWIS와 MMPI를 중심으로〉, 신경정신의학 29, 1075-1097, 1990.
Gass CS, Russel EW, MMPI profiles of closed head trauma patients: Impact of neurologic complaints. J Clin Psychol 47, 253-260, 1991.
Leininger BE, Kreutzer JS, Hill MR, Comparison of minor and severe head injury emotional sequelae using the MMPI. Brain Injury 5, 199-205, 1991.

51, 52 darcy A. umphred, 김순자 고태성, 권미지 옮김, 《신경계재활》, 이퍼블릭, 2011.2.1., p533

53 darcy A. umphred, 김순자 고태성, 권미지 옮김, 《신경계재활》, 이퍼블릭, 2011.2.1., p534

54 홍승범, 이기철, 이정호, 김영미, 〈The Clinicopsychological Characteristics of Patients with Postconcussional Syndrome〉. 신경정신의학 제35권 제4호, 1996.

55, 56 Gwendolen Jull 등, 정석희 옮김, 《경추 통증의 진단과 치료: 교통사고 상해 및 목 통증 치료의 최신지견》, 군자출판사, 2011.6.30., p151

57 Gwendolen Jull 등, 정석희 옮김, 《경추 통증의 진단과 치료: 교통사고 상해 및 목 통증 치료의 최신 지견》, 군자출판사, 2011.6.30., p152

58, 59 Gwendolen Jull 등, 정석희 옮김, 《경추 통증의 진단과 치료: 교통사고 상해 및 목 통증 치료의 최신지견》, 군자출판사, 2011.6.30., p155

60 Gwendolen Jull 등, 정석희 옮김, 《경추 통증의 진단과 치료: 교통사고 상해 및 목 통증 치료의 최신지견》, 군자출판사, 2011.6.30., p157

61 Gwendolen Jull 등, 정석희 옮김, 《경추 통증의 진단과 치료: 교통사고 상해 및 목 통증 치료의 최신지견》, 군자출판사, 2011.6.30., p159

PART 5 교통사고 후 시달리는 불면증과 수면장애 대처법

62 darcy A. umphred, 김순자 고태성, 권미지 옮김, 《신경계재활》, 이퍼블릭, 2011.2.1., p531

63 http://www.nocutnews.co.kr/news/4909496#csidxd7fcdaff2e81cdbbde3d6fb521792d7

64 바빗 로스차일드, 김좌준 옮김, 《내 인생을 힘들게 하는 트라우마》, 소울메이트, 2013.3.15., p31

65, 66 바빗 로스차일드, 김좌준 옮김, 《내 인생을 힘들게 하는 트라우마》, 소울메이트, 2013.3.15., p30

67, 68 바빗 로스차일드, 김좌준 옮김, 《내 인생을 힘들게 하는 트라우마》, 소울메이트, 2013.3.15., p32

69 바빗 로스차일드, 김좌준 옮김, 《내 인생을 힘들게 하는 트라우마》, 소울메이트, 2013.3.15., p34-35

70 바빗 로스차일드, 김좌준 옮김, 《내 인생을 힘들게 하는 트라우마》, 소울메이트, 2013.3.15., p40-41

71, 72 바빗 로스차일드, 김좌준 옮김, 《내 인생을 힘들게 하는 트라우마》, 소울메이트, 2013.3.15., p99

73 바빗 로스차일드, 김좌준 옮김, 《내 인생을 힘들게 하는 트라우마》, 소울메이트, 2013.3.15., p41

74 바빗 로스차일드, 김좌준 옮김, 《내 인생을 힘들게 하는 트라우마》, 소울메이트, 2013.3.15., p315

75 바빗 로스차일드, 김좌준 옮김, 《내 인생을 힘들게 하는 트라우마》, 소울메이트, 2013.3.15., p206

76 바빗 로스차일드, 김좌준 옮김, 《내 인생을 힘들게 하는 트라우마》, 소울메이트, 2013.3.15., p277